스포츠재활
수중재활운동

유동균 외 공저

도서출판 **오스틴북스**

저자 소개

대표저자 **유 동 균** 교수

학력) 국민대학교 대학원 이학박사
현) 명지대학교 미래교육원 스포츠레저교육과 주임교수
　　 명지대학교 통합치료대학원 건강운동재활전공 지도교수
　　 사단법인 한국스포츠레저교육협회 회장
　　 사단법인 한국스포츠학회 상임이사
　　 국립 해양경찰교육원 기술평가위원
　　 국립 직업능력개발원 자문위원
　　 국립 재난안전연구원 자문위원

저자 **김 종 걸** 교수

학력) 한국체육대학교 대학원 체육학박사
　　 경기대학교 대학원 안전학박사
　　 동국대학교 대학원 법학박사
　　 홍익대학교 대학원 광고홍보학박사
현) 전국체대입시학원협회 회장
　　 주식회사 에프에이스포츠 대표이사
　　 세한대학교 스포츠의학과 겸임교수

저자 **이 준 영** 교수

학력) 건국대학교 대학원 이학박사
현) 명지대학교 미래교육원 스포츠레저교육과 교수
　　 사단법인 한국스포츠레저교육협회 스포츠재활 연구소장
전) 경운대학교 조교수

저자 **윤 동 현** 교수

학력) 서울대학교 대학원 체육학박사
현) 서울대학교 의과대학 연구교수
　　 서울대학교 의과대학 노화고령사회연구소 연구원

저자 **박 서 영** 교수

학력) 명지대학교 대학원 건강운동재활전공 석사
현) 명지대학교 미래교육원 수중재활운동 전문가과정 지도교수
　　 사단법인 한국스포츠레저교육협회 교육이사

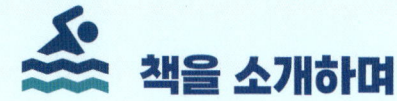

책을 소개하며

코로나19 사태 이후 일반인들이 건강에 대하여 더욱 중요하게 인식하며 건강을 위해 자신만의 건강법과 운동하는 방법을 찾고 있다. 특히, 100세 시대 우리나라 역시 65세 이상 노인인구 비중도 2023년 9월 기준 18.7%로 나타났으며, 해마다 약 1%p씩 증가하는 추세로서 2025년부터 초고령사회가 된다는 발표가 있었다. 그리고 해마다 증가하는 65세 이상 노인인구는 2035년 약 30%, 2050년쯤 40%를 돌파하고, 2082년경에는 47.5%가 된다는 것이다(네이버 나무위키. 2023년 10월 27일 검색 인용).

이처럼 초고령사회가 된다는 것은 노동력 감소로 인하여 국가 경쟁력 약화와 함께 전체 국민의 활동성이 떨어지게 된다는 것을 의미한다. 따라서 초고령사회에 필요한 다양한 연구와 함께 누인들의 건강을 관리하는 프로그램의 개발과 관절염, 고혈압, 당뇨, 만성 요통과 같은 만성질환을 병원에 가지 않고 운동이나 재활 프로그램으로 치료하고 관리하는 예방의학의 발전이 무엇보다도 중요한 시점이다.

사단법인 한국스포츠레저교육협회는 100세 시대 다양한 스포츠레저 장려 사업과 함께 만성질환을 치료하고 관리할 수 있는 스포츠재활 운동 프로그램 보급과 지도자 양성에 적극적으로 나서고 있으며, 일반인들도 누구나 쉽게 재활과 운동 측면에서 수중재활 운동을 할 수 있도록 교재를 보급하게 되었다. 100세 시대 스포츠재활과 수중재활 운동이 국민의 일상생활 속에서 보다 쉽고 효과적으로 인식되고 보급될 수 있도록 연구를 계속할 계획이다.

사단법인 한국스포츠레저교육협회는 앞으로 미래사회 핵심 산업이 될 헬스케어산업에서 여러분들과 함께 성장할 것이다. 감사합니다.

대표저자 유 동 균 교수

CONTENTS

01 편 스포츠재활

제1장 운동생리학 ········· 8
- 제1절 생체에너지 ········· 8
- 제2절 운동대사 ········· 13
- 제3절 호르몬 ········· 18
- 제4절 신경계 ········· 22
- 제5절 골격근의 구조와 기능 ········· 27
- 제6절 호흡계의 구조와 기능 ········· 31
- 제7절 심장의 구조와 기능 ········· 35
- 제8절 체온조절 기전 ········· 38

제2장 운동역학 ········· 40
- 제1절 운동역학의 개념 ········· 40
- 제2절 해부학적 기초 ········· 42
- 제3절 인체역학 ········· 46
- 제4절 운동학의 스포츠 적용 ········· 49
- 제5절 운동역학의 스포츠 적용 ········· 52
- 제6절 일과 에너지 ········· 57
- 제7절 영상분석과 다양한 힘 측정 방법 ········· 58

제3장 스포츠재활 ········· 62
- 제1절 스포츠재활이란 ········· 62
- 제2절 스포츠재활 프로그램 ········· 63
- 제3절 심장재활 ········· 66

목 차

제4절 당뇨병 환자를 위한 재활 ·················· 69
제5절 고혈압 환자를 위한 재활 ·················· 70
제6절 요통 환자를 위한 재활 ····················· 72

02편 수중재활운동

제1장 **수중운동 이해** ································· **84**

제2장 **수중재활운동의 과학적 현상** ········· **88**
　제1절 수중에서 생리적 현상 ····················· 88
　제2절 신체의 열과 작용 ····························· 90
　제3절 수중에서 열 손실 ····························· 92
　제4절 수중운동의 다양한 효과 ················· 92
　제5절 수중운동 전망과 시설 ····················· 95

제3장 **수중재활운동 실천** ························· **98**
　제1절 수중운동 부력기구 ··························· 98
　제2절 수중운동 부양기구 ··························· 99
　제3절 수중운동 저항(중력)기구 ················ 100
　제4절 수중재활운동 구성 ··························· 101
　제5절 수중재활운동 실천 ··························· 106
　제6절 수중운동 응용 ··································· 144

□ 참고문헌 ·· 150

스포츠재활
수중재활운동

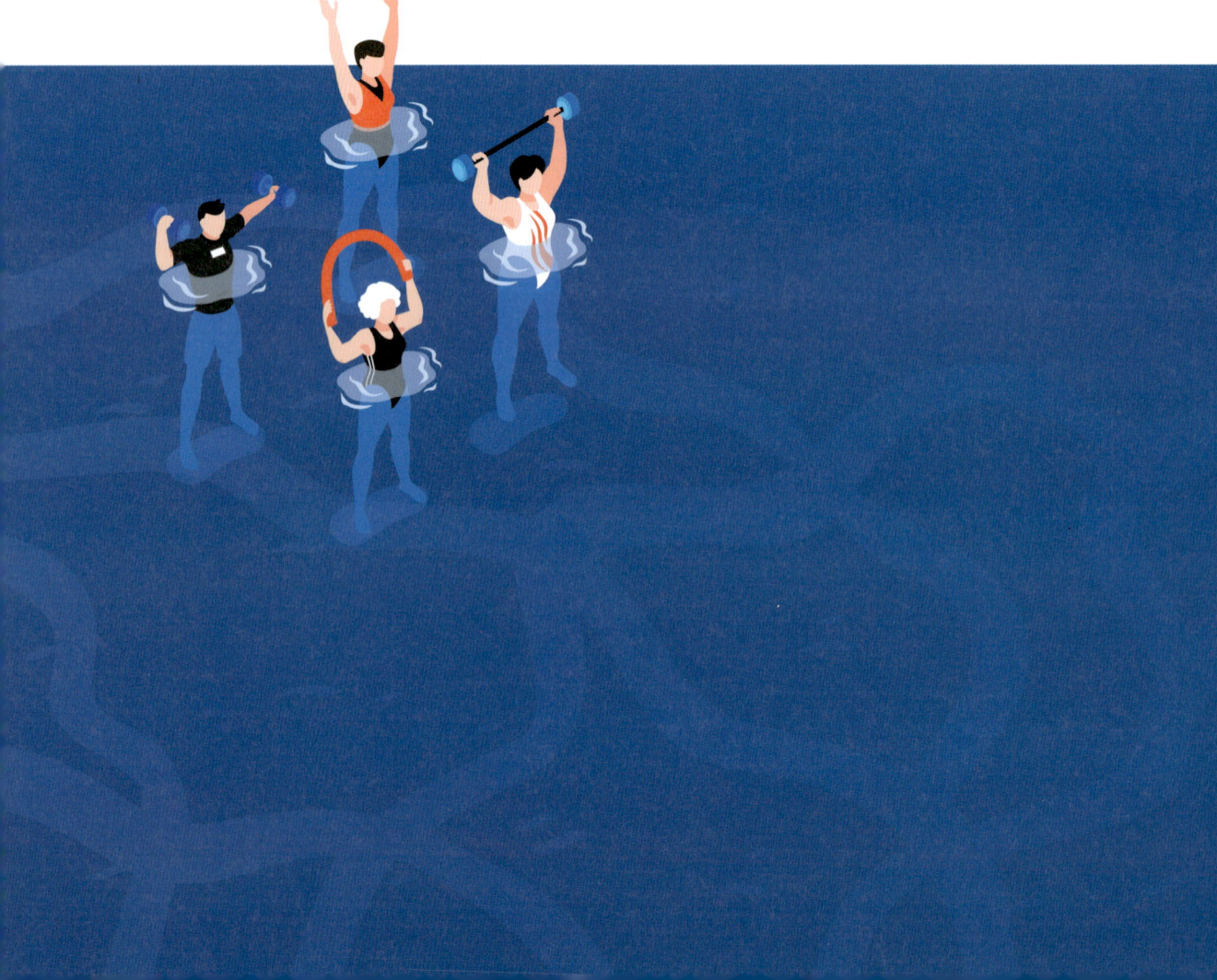

01편

스포츠재활

1장 운동생리학

2장 운동역학

3장 스포츠재활

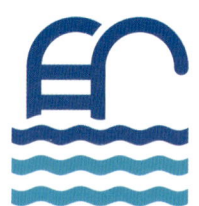

01장 운동생리학

제1절 생체에너지

1 에너지

에너지는 특정한 크기나 형태 또는 질량으로 정의될 수 없으며 전기적, 기계적, 화학적 형태와 같이 다양한 형태로 존재하며 모든 형태의 에너지는 상호 교환적이다. 열역학 제1법칙(first law of thermodynamic)이란 보다 일반화된 에너지 보존법칙의 표현으로 고립된 계의 에너지는 일정하다는 것을 의미한다. 다시 말해 인체가 에너지를 생성하거나 소비하거나 완전히 소모하지 않으며 오히려 계속적으로 변화하는 생리적 시스템에 맞게 변화한다는 것이다.

생물학적인 일은 근수축 작용의 기계적 일(mechanical work), 세포 분자를 합성하는 화학적 일(chemical work), 세포 내와 세포 외 액에서 여러 가지 물질을 이동하는 일(transport work), 3가지로 분류된다. 효소(enzyme)는 인체 내에서 일어나는 세포의 화학적 반응 속도를 조절하는 촉매제로 세포내의 대사작용(metabolism) 경로를 조절하는 중요한 단백질이며 반응을 일으키지 않고 반응이 일어나면 반응비율의 속도를 조절하나 반응의 특성이나 결과를 변형시키지 않는다. 즉, 화학적 반응을 위해 활성화 에너지(energy of activation)가 필요한데 효소는 활성화 에너지를 낮추는 촉매작용을 하여 반응 비율을 증가시킨다.

2 인산 결합 에너지

세포의 에너지원은 고에너지 인산염으로 구성된 아데노신 3인산(ATP; adenosine triphosphate)이며 자유 에너지를 운반하는 특정한 운반체로 세포의 기능에 필요한 에너지를 제공한다.

가장 빠른 근수축 에너지는 고에너지 인산인 ATP로서 ATP는 아데닌과 리보스(아데노신) 그리고 3인산의 결합으로 구성되어 있으며 에너지는 아데노신 2인산(ADP)과 무기인산(Pi)의 화학적 결합체에 저장되어 있다. 아데노신 삼인산가수분해효소(adenosine triphosphatase, ATPase)는 가수분해를 촉진하여 아데노신 이인산(adenosine diphosphatase, ADP)이라고 하는 새로운 화합물을 형성한다. 정리하면 ATP가 ATPase 효소에 의해 분해되면서 ADP + pi 형태로 변형되어 에너지가 방출된다($ATP \xrightarrow{ATPase} ADP + P_i + 에너지$). 세포는 단지 적은 양의 ATP를 저장하고 있어 사용 비율에 따라서 계속적으로 재합성해야 하며 근세포는 다음과 같이 세 가지 대사작용을 이용하여 ATP를 생산할 수 있다. 첫째, 크레아틴인산(phosphocreatine, PC)에 의한 ATP 생성(ATP-PC system), 둘째, 해당작용(glycolysis)에 의한 포도당이나 글리코겐의 분해로 ATP생성(해당작용 시스템 = 젖산시스템), 셋째, 산소를 이용한 산화작용에 의한 ATP생성(산화적 인산화). 또한 크레아틴 인산과 해당작용은 산소를 사용하지 않으므로 무산소성 대사과정이라고 하며 산소를 이용한 산화작용에 의한 ATP생산과정을 유산소성 대사과정이라고 한다.

1) ATP - PC 에너지 시스템(무산소성 ATP 생산)

ATP - PC 에너지 시스템 또는 인산 시스템(phosphagen system)은 무사소성 대사과정으로 ATP 생산하며 가장 빠르고 쉽게 ATP를 생산하는 방법은 PC에서 인산기 기증과 에너지 방출로 ADP를 ATP로 전환시키는 것이다($PC + ADP \xrightarrow{크레아틴 키나아제} ATP + C$). 이러한 반응은 크레아틴 키나아제에 의해 촉진되며 ATP는 운동을 시작하면 ADP + Pi 로 분해되며 PC 화학작용으로 다시 ATP가 생성되며 ATP-PC 체계는 짧고 강한 운동에 에너지(ATP)를 제공하기 때문에 생산된 ATP는 짧은 시간에 고갈되어 빠르게 다시 생산되어야 한다(예 50m 달리기, 높이뛰기, 역도 등 짧고 강한 운동).

2) 해당작용(무산소성 ATP 생산)

해당작용은 포도당 또는 글리코겐을 분해시켜 젖산염(lactate) 또는 피루브산염을 형성한다. 다시 말해 포도당의 결합에너지를 이용하여 인산과 ADP가 결합하며, 이를 위해서 여러 단계의 효소가 촉매작용으로 연결반응을 일으킨다. 해당작용은 근육세포의 근형질에서 이루어지며 포도당 한 분자당 2개의 순수 ATP(글리코겐을 사용하면 3개의 ATP 생산)와 피루부산염 또는 젖산염 2분자를 생산한다. 해당작용은 ATP-PC system과 마찬가지로 에너지를 급속하게 공급하지만 부산물로 젖산이 생성 되며 운동 중 젖산이 과도하게 축적되면 에너지 생성에 제한이 생긴다.

3) 산화적 인산화(유산소성 ATP 생산)

ATP의 유산소적 생산은 미토콘드리아 안에서 만들어지며 크렙스 회로(Krebs cycle = 시트르산 회로) 및 전자전달계(electron transportvchain, ETC)의 대사경로들이 상호 협력하여 이루어진다. 크렙스 회로의 주요 역할은 기질의 완전한 산화작용과 NADH와 FADH를 형성하여 전자전달계로 들어가게 하는 것이며 전자전달계는 ATP와 물을 생산한다. 이와 같이 유산소성 과정으로 ATP가 생성되는 과정을 산화적 인산화(oxidative phosphorylation)라고 한다. 크렙스 회로(Krebs cycle)는 시트브산회로라고도 하며 주요기능은 수소를 운반하는 NAD와 FAD를 사용하여 탄수화물, 지방, 단백질의 수소이온을 제거하여 산화시키는 과정이며 전자전달계를 통과하면서 CO_2와 전자를 생산하여 유산소성 ATP를 생산하는데 필요한 에너지를 공급한다. 여기서 수소이온을 제거하는 과정이 중요한 이유는 수소이온이란 전자를 갖고 있어서 음식물이 분해될 때 잠재적 에너지를 갖고 있음을 의미하기 때문이다. 또한 탄수화물, 지방, 단백질의 분해로 형성된 acetyl-CoA와 같이 2-탄소 분자는 크렙스 회로를 시작하기 위해 필요하게 되는데 피루브산염(pyruvate)은 acetyl-CoA를 형성하는 원천으로 해당과정에서 2개의 피루브산염이 형성되며 산소가 있을 경우 acetyl-CoA로 전환되어 개개의 포도당 분자는 크렙스 회로를 두 번 실행할 수 있는 연료를 제공하게 된다. 전자전달체계(electron transportvchain, ETC)로 들어가는 전자들은 크렙스 회로에 의해 형성된 NADH와 FADH에 의해 공급되며 NADH와 FADH에서 생성된 전자들은 산화와 환원작용과 일련의 합성과정을 거치면서 ATP 합성에 필요한 에너지를 공급한다. 마지막으로 NADH는 전자전달 체계에 사용되어 3 ATP를 형성하며 전자전달 체계의 마지막 단계에서 전자를 수용하는 산소는 수소이온과 결합하여 물을 형성하게 된다.

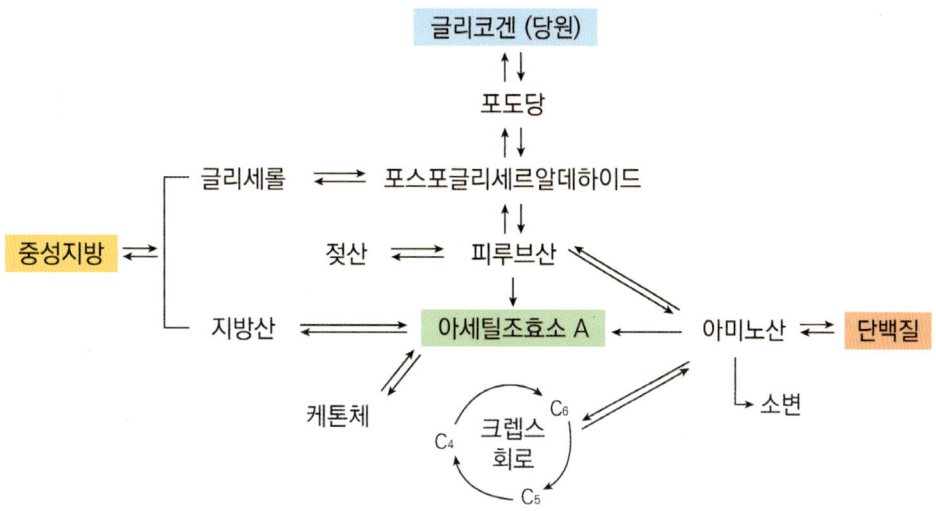

그림 1.1 탄수화물, 단백질, 지방 대사작용 간의 상관관계

3 에너지원

신체는 탄수화물과 지방 그리고 단백질을 섭취함으로 생명을 유지하는데 필요한 에너지를 공급받는다. 특히 운동 중에 사용되는 주요 영양소는 탄수화물과 지방이며 반면 단백질은 전체 에너지 생산에 매우 적은 기여를 한다고 알려져 있다.

1) 탄수화물

탄수화물은 탄소, 수소, 산소로 구성되어 있으며 신체에 가장 빠르게 에너지 제공하며, 1g 당 4kcal의 에너지를 생산한다. 또한 탄수화물은 세 가지 형태, 즉, 단당류(monosaccharide, 포도당=혈당, 과당), 이당류(disaccharide, 2개의 단당류가 결합. 자당(포도당+과당), 맥아당(포도당+포도당)), 다당류(polysaccharide, 3개 이상의 단당류 결합. 식물성 다당류(식물섬유소, 전분), 동물성 다당류(글리코겐))로 존재한다. 또한 탄수화물은 근육과 간에서 글리코겐으로 바뀌고, 글루코스로 전환되어 혈액을 통해 신체의 모든 조직으로 운반하여 에너지원으로 사용된다. 그러나 간과 근육에 저장된 글리코겐의 양은 한정되어 있으며 운동의 강도가 높을수록 더 많은 양의 탄수화물이 공급이 필요하다.

2) 지방

지방은 동물과 식물에서 모두 발견되는 지방은 1g 당 9kcal 에너지를 생산하며 물에 녹지 않는다. 탄수화물과 단백질에 비해 많은 에너지를 포함하고 있어 장시간 운동에 적합한 연료라고 할 수 있다. 일반적으로 지방은 네 가지 형태인 지방산(fatty acid), 중성지방(triglyceride), 인지질(phospholipid), 스테로이드(steroid)로 구성되어 있다. 지방산은 신체 내에 중성지방으로 저장. 에너지가 필요한 시기에 지방분해 과정으로 분해되며 그 중 지방산은 근육과 다른 조직에 의해 연료기질로 사용되며 중성지방은 주로 지방세포에 저장되어 있지만 골격근을 포함한 여러 세포에도 저장되어있다. 인지질은 세포 내 지질과 인산이 결합하여 만들어진 것. 세포막 구조 형성, 신경세포 주위에서 절연체 역할을 하며 스테로이드는 운동 시 에너지원으로 사용되지는 않지만 생물학적 지방의 특성을 명확하게 이해하는 것이 중요하다. 가장 일반적인 스테로이드로는 콜레스테롤이며. 콜레스테롤은 모든 세포의 막을 구성하며 세포막이 골격을 이루는 것 이외에도 에스트로겐, 프로게스테론, 테스토스테론을 합성한다. 간과 근육에 저장된 탄수화물은 2,000kcal 이하인 것에 비해 지방의 저장량은 70,000kcal 초과한다. 또한 지방은 트리글리세라이드(TG)에서 글리세롤과 유리지방산으로 전환하여 유리지방산이 ATP를 생성한다. 이처럼 탄수화물보다 더 많은 양의 에너지 제공하는 지방은 중강도 운동을 하는 동안 사용되는 에너지원이라고 할 수 있다.

3) 단백질

단백질은 아미노산(amonp acid) 이라고 불리는 작은 하위 단위로 구성되어 있으며 신체에 필요한 아미노산은 약 20여 종으로 그 중 9가지는 필수아미노산으로 체내에서 합성되지 않으므로 반드시 음식을 통해 섭취해야 한다. 또한 1g당 4kcal 에너지를 생산하며 운동 중 단백질의 에너지 기여 방법으로는 1) 아미노산인 알라닌(alanine)이 간에서 포도당으로 전환되어 글리코겐 합성 2) 아이소류신(isoleucine), 알라닌(alanine), 류신(leucine), 발린(valine)등의 아미노산들이 근육세포 내의 생체에너지 생산하는데 대사 매개물질로 전환되어 에너지원으로 사용된다. 그러나 단백질은 운동 중 에너지원으로 사용 제한되어 있으며 탄수화물과 지방이 주요 에너지원으로 사용되고 단백질은 1~2% 정도만 에너지원으로 사용된다고 알려져 있다.

4 유산소성 ATP 계산

포도당 1mol의 유산소성 대사작용(metabolism)은 32개의 ATP를 생산되며 해당 작용에서 글리코겐을 연료로 사용하면 포도당보다 1개의 ATP를 더 생산함으로 33개의 ATP를 생산한다. 음식물을 통한 산화적 인산화의 효율성은 유산소로 생산된 ATP를 글루코스에 포함된 잠재적 전체 에너지로 나눈 비율로 계산할 수 있으며 유산소성 호흡의 효율성은 대략적으로 34% 정도이며 나머지 66%는 열로 발산되는 에너지로 발산된다.

제 2 절 운동대사

1 운동과 에너지 전달

안정 시 신체기능 유지를 위해 필요한 에너지(ATP)는 유산소성 대사작용(metabolism)에 의해 공급이 되며 혈중 젖산수준은 리터당 1mmol 이하로 일정하게 유지된다. 그러나 안정 시에서 저강도 및 중강도 운동이 시작되면 ATP 생성 시작과 함께 산소섭취가 급격하게 증가되며 산소섭취량은 1~4분 사이에 항정상태에 도달하게 된다. 이때 산소결핍이 생기게 되는데 산소결핍(oxygen deficit)이란 운동초기에 산소섭취 지연에 따른 산소부족현상으로 운동시작 후 초기 몇 분 동안의 산소섭취량과 항정상태 시 산소섭취량의 차이를 뜻한다. 산소섭취량이 순간적으로 항정상태에 도달하지 않는 이유는 무산소성 에너지가 ATP생산에 기여하기 때문이며 이때 근육 내 PC농도 급격히 저하(운동 3분 지속)된다. ATP생산은 운동 첫 1분 동안 가장 높고 그 후 점차 낮아지는데 약 1분 이후부터 해당작용으로 ATP생성하기 때문이다. 즉, 항정상태에 도달하면 ATP생성은 유산소 시스템으로 전환된다.

1) 운동 지속시간과 운동 강도의 영향

단시간 격렬한 운동(2-20초)시에는 ATP-PC 체계에 의해 ATP 공급이 되며 20초 이상의 고강도 운동 시 무산소성 해당작용에서 필요한 ATP 공급을 하게 된다. 또한 45초 이상 지속하는 고강도 운동 시에는 근수축에 필요한 ATP 생산을 위하여 ATP-PC, 해당작용 그리고, 유산소성 체계를 사용한다. 따라서 총 에너지 요구에 대한 유산소성 에너지 생산의 기여는 운동시간이 증가함에 따라 증가한다.

장시간 운동(10분 이상)을 하기 위한 에너지는 기본적으로 유산소성 대사(항정상태의 에너지 공급)에서 나온다. 산소섭취량의 항정상태는 대개 적당한 거리에 대한 최대 하 운동 중 계속 유지할 수 있으나 고온다습한 환경에서 운동을 하거나 높은 강도로 운동을 실시하면 시간이 지날수록 더 많은 산소를 소비하여 항정상태를 유지할 수 없게 된다.

최대산소섭취량은 최대산소 섭취 운동 동안 산소를 수송하고 이용하는 최대능력을 뜻하며 점증부하 운동 검사 시 산소 섭취는 최대산소섭취량에 도달할 때까지 직적으로 상승한다. 그러나 운동강도가 증가함에 따라 혈중 젖산 농도는 비직선적으로 증가하는데 이 지점을 젖산역치 또는 무산소성 역치지점이라고 한다. 점진적 운동 중 혈중 젖산농도가 증가하는 기전으로는 많은 연구들이 보고되고 있지만 결과적으로 근육의 낮은 산소량, 해당작용의 활성화, 속근섬유 사용, 젖산 제거비율의 감소등과 같은 요인에 의해서 설명할 수 있다. 따라서 훈련자는 높은 운동강도(VO_{2max} 65~80%)에서 젖산역치가 발생되는 반면 비훈련자는 비교적 더 낮은 운동강도에서 발생됨에 따라 운동수행을 예측하거나 훈련강도를 평가하는데 사용된다.

2) 운동 후 회복기로 전환

운동 후 생성되는 산소부채는 초과산소섭취량 EPOC(Excess post-exercise oxygen consumption)이라고도 하며 운동 후 산소섭취량이 안정 시보다 높은 것을 의미한다. 따라서 산소부채는 운동 후 대사율의 규모, 지속시간, 운동 강도에 따라 기여된다. 고강도운동에서 초과산소섭취량(EPOC)이 큰 이유는 열 생산과 체온이 높으며 PC가 더 큰 범위로 고갈되며 재합성을 위한 많은 산소요구를 요구하기 때문이다. 또한 높은 젖산 농도는 포도당신생합성에서 젖산이 포도당으로 전환하기 위해 많은 산소 요구되며 이와 더불어 에피네프린과 노르에피네프린의 높은 수준을 나타내기 때문이다. 따라서 산소부채 또는 운동 후 초과산소섭취량에 미치는 요인들로 근육에서 PC의 재합성, 젖산염이 포도당으로 전환, 근육과 혈액의 산소를 저장, 체온상승, 운동 후 심박수 및 호흡수 상승 그리고 호르몬의 상승 등이 있다.

2 운동과 에너지 공급

1) 운동에 따른 에너지 대사

고강도 운동(단시간)	인원질과정 > 젖산과정 > 유산소과정(에너지원: 탄수화물>지방)
저강도 운동(장시간)	유산소과정 > 젖산과정 > 인원질과정(에너지원: 지방>탄수화물)

소요시간	에너지 시스템	종목
30초 이내	인원질과정	100m 달리기 등
30~90초	인원질과정과 젖산과정	200m 달리기 등
90~180초	젖산과정과 유산소과정	800m 달리기 등
180초 이상	유산소과정	마라톤 등

2) 에너지 소비량 측정

호흡교환율(respiratory exchange ratio: R)은 이산화탄소 생산량(VCO_2)을 산소소비량(VO_2)으로 나눈 비율이며 항정상태 조건에서 VCO_2/VO_2 비율은 종종 호흡지수(respiratory quotient, RQ)라고도 한다. 호흡교환율은 운동강도가 증가할수록 같이 증가한다.

· 호흡교환율(RER) = 1.0	· 호흡교환율(RER) = 0.8	· 호흡교환율(RER) = 0.71
① 에너지 대사의 주 연료로 탄수화물 사용 ② 이산화탄소 생성량이 산소소비량보다 많음 ③ VO_2max 80% 이상의 고강도 운동 수행 ④ 혈중 젖산 농도가 안정 시보다 높음	① 에너지 대사의 주 연료로 지방 사용 ② 에너지 대사 연료로 탄수화물도 어느 정도 기여 ③ 중강도 운동 수행	① 지방이 분해되는 경우 ② 지방산인 팔미틱산(palmitic acid)을 100% 사용 ③ 상대적으로 낮은 강도의 운동 수행

3) 지방/탄수화물 대사의 상호작용

단시간의 운동으로 근육 내 저장되어있던 근 글리코겐이나 혈중 포도당이 고갈되지 않는다. 그러나 장시간의 운동(2시간 이상)으로 탄수화물의 고갈은 근육의 피로를 유발하며 그 이유로는 해당작용의 속도 감소와 더불어 근육 내 피루브산 농도 감소 그리고 크렙스 회로의 활성속도 감소(지방산화 감소), 유산소성 ATP생성속도 감소를 들 수 있다. 따라서 운동 시 사용되는 에너지원의 조절은 다양한 조절 작용에 의해 영향을 받으며 운동 강도 시간과 같은 여러 가지 요소에 의해 결정된다.

탄수화물은 근육과 간에 글리코겐 형태로 저장되어 있으며 고강도 운동 시 주원료로 사용된다. 근 글리코겐은 근 에너지 대사에 직접적인 탄수화물의 연료로 이용되는 반면 간 글리코겐은 혈중 포도당의 유지수단으로 이용된다. 지방은 0.454kg(1파운드)당 3,500kcal의 에너지를 내며 대부분의 지방은 중성지방 형태로 저장되어 있지만 일부는 근세포에도 저장되어 있다. 운동 중 지방이 대사되기 위해 중성지방이 유리지방산(3분자)과 글리세롤(1분자)로 변화되며 중성지방이 분리될 때 유리지방산은 아세틸조효소A로 전환되고 크렙스 회로로 들어간다. 지방의 사용은 운동 강도와 지속시간에 따라 결정된다. 단백질이 에너지원으로 사용되려면 먼저 아미노산으로 분해되어야 하며 아미노산은 혈중에서 바로 근육으로 공급될 수 있고 섬유소 자체 내의 아미노산 풀에서 근육으로 공급 될 수도 있다. 그러나 단백질은 1시간 이내의 운동 시 2% 미만의 에너지를 공급하며 3-5시간동안 운동에서는 마지막 단계에서 전체 에너지의 5-10%를 공급한다.

4) 에너지연속체와 무산소성 역치

무산소성 역치는 유산소성 에너지 생산과 무산소성 에너지 생산 사이의 분기점이 되는 운동 강도를 의미하며 무산소성 역치를 초과하여 운동할 경우 무산소성 해당 과정의 결과로 근육 및 혈액 내에 젖산 과잉 축적된다. 무산소성 역치가 높은 선수는 높은 운동 강도에서도 유산소성 대사 과정을 이용하여 에너지 생성 및 적은 피로와 지속적인 운동 수행 가능하다.

5) 운동 강도 측정

운동량 혹은 파워 등은 kjoules/sec 혹은 watts 등으로 나타낸다. 측정방법으로는 자전거 에르고미터나 트레드밀을 이용하여 정확한 운동량을 측정할 수 있으며 세 가지 에너지시스템의 동원양상 추적에 의해서 생리적인 활동량을 측정한다. 가장 널리 이용되는 방법은 특정 운동조건에서 개인이 소비하는 최대의 산소소비량을 나타내는 최대산소섭취량의 측정이며 최대산소섭취량의 계산공식은 최대 1회박출량×최대심박수×동정맥 산소차이다.

METs 대사당량(운동강도 단위)으로 1 METs는 3.5ml/kg/min(안정 시 1분에 체중당 3.5ml의 산소를 사용)이며 대사 방정식은 (METs×3.5×kg)/200 = Kcal/min이다.

3 유산소 트레이닝과 무산소 트레이닝의 대사 적응 동과 에너지 전달

1) 유산소 트레이닝의 대사적 적응

장시간 유산소 트레이닝의 대사적 적응으로는 최대산소섭취량 증가(1회 박출량 증가가 원인; 최대산소섭취량 약 15% 증가, 비운동자에게는 더욱 높은 비율 향상), 1회 박출량 증가(심실의 이완기말 혈액량의 증기와 수축기말 혈액량 감소로 기인), 미토콘드리아의 크기와 수의 변화와 모세혈관 밀도 증가(미토콘드리아 호흡 증가로 많은 양의 ATP 생성), 미토콘드리아 적응 현상(산화적 효소 활성화 증가, 지방대사의 증가와 근육 글리코겐 활용 감소, 젖산 생성의 감소와 제거의 증가), 골격근에서 지방 산화로부터 얻을 수 있는 에너지 생성비율 증가, 골격근으로의 모세혈관 수의 증가로 운동 중 혈액 공급을 원활, 지근섬유(ST섬유, type I섬유) 비율 증가(지근섬유 비율 증가로 지방을 에너지로 동원하는데 효율적이다) 등과 같다.

2) 무산소 트레이닝의 대사적 적응

장시간 무산소 트레닝의 대사적 적응으로는 속근섬유(FT섬유, type II섬유) 비율 증가, 근비대와 근섬유 증식(근육량과 근력 증가), ATP-PC, 글리코겐 저장 능력 증가, ATP-PC 시스템과 무산소성 해당작용에 필요한 효소활동 증가, 근섬유당 모세혈관 밀도 증가, 미토콘드리아 수와 크기 증가, 건, 인대 조직의 양 증가(결합조직의 변화) 등과 같다.

제 3 절 호르몬

1 호르몬: 조절과 활동

일반적으로 신체 조직에서 생성되며 인체 전반에 변화를 알리는 화학적 전달 물질로 표적기관에 도착한 호르몬은 세포 외부 혹은 내부에 위치하는 수용체와 결합하여 작용하며 내분비샘은 호르몬을 직접 혈액으로 분비하여 호르몬과 결합하는 수용체를 가진 세포의 활성도를 조절한다. 이때 혈장 유리호르몬 농도는 세포수준에서 효과를 결정하는 중요한 요인이며 유리호르몬 농도는 혈장량, 수송 단백질의 양, 그리고 호르몬의 분비율이나 비활성에 따라 변한다. 호르몬의 일반적인 기능으로는 내적인 환경 유지, 스트레스 환경에 대응, 성장 발달 유도, 생식기능 조절, 적혈구 생산조절 그리고 순환 및 소화기계 조절 등이 있다.

1) 뇌하수체

뇌하수체 전엽의 경우 호르몬 분비는 시상하부에 위치한 신경에서 발원되는 화합물에 의해 조절된다. 이 분비호르몬은 뇌하수체 전엽으로부터 특수한 호르몬을 자극하거나 억제하게 된다. 뇌하수체 전엽 호르몬은 갑상선으로부터 갑상선호르몬 분비 조절을 하는 갑상샘 자극호르몬(thyroid stimulating hormone, TSH), 부신을 자극하여 코르티졸 분비를 촉진시키는 부신피질 자극호르몬(ad-renocorticotrophic hormone, ACTH), 난소의 난포 성장 유도, 난소로부터의 에스트로겐 분비 촉진, 고환의 정자 성장 촉진시키는 난포자극호르몬(follicle-stimulating hormone, FSH), 테스토스테론이나 에스트로겐을 분비 자극하는 황체호르몬(luteinizing hormone, LH), 인슐린 유사성장인자 분비자극, 성장관여, 혈중 글루코스를 유지하는 성장호르몬(growth hormone, GH) 그리고 유방의 발달과 모유 분비 자극하는 프로락틴(prolactin) 등을 포함한다.

뇌하수체 후엽은 뇌하수체 후엽에 붙어있는 시상하부에서 생산되는 옥시토신과 항이뇨 호르몬을 위한 저장공간을 제공하며 옥시토신은 평활근의 강한 자극제이며 분만 후 유즙 분비에 필요한 촉진제 역학을 한다. 또한 항이뇨 호르몬(antidiuretic hormone, ADH)은 수분 손실억제, 혈장량 유지, 신장에서 수분재흡수를 한다.

2) 부신선

부신은 두 가지 다른 종류가 있는데, 하나는 부신수질(adrenal medulla)로서 카테콜라민(catecholamine), 에피네프린(epinephrine, E, 노르에피네프린(norepinephrine, NE)을 분비한다. 또 하나는 부신피질(adrenal cortex)로서 스테로이드호르몬을 분비한다.

부신수질호르몬 중 카테콜아민(catecholamine) 호르몬은 혈압의 변화에 관여한다. 카테콜아민 호르몬에는 도파민(dopamine), 노르에피네프린(norepinephrine), 에피네프린(epinephrine)이 있으며, 뇌와 신경 조직에서 생성되는 카테콜아민은 신경전달물질(neurotransmitters)로 기능을 한다. 두 호르몬의 복합 작용으로는 심장의 박동 수와 수축력 증가, 신진대사의 증가, 간과 근육의 글리코겐 분해, 혈액 속으로 글루코스와 유리지방산 방출 증가, 골격근으로 혈액 공급 증가, 혈압 증가, 호흡량 증가 등이 있다.

부신피질은 다양한 스테로이드 호르몬을 분비하며 무기질 코르티코이드(mineralocorticoid), 당질 코르티코이드(glucocorticoid), 성 스테로이드(sex steroid)로 크게 3가지로 분류 할 수 있다. 무기질 코르티코이드는 혈장에서 Na 및 K$^+$의 농도 유지와 관련 있으며 알도스테론(aldosterone)은 무기질 코르티코이드 호르몬 중 생리적으로 가장 중요한 역할을 하며 전체의 95% 이상을 차지한다. 알도스테론은 Na$^+$/H$_2$O 균형에 직접 관여하며 결과적으로 혈장량과 혈압에도 관여한다. 또한 운동 시 교감신경계에 의해 신장으로 가는 혈관을 수축시키는데 이러한 자극으로 신장에서 레닌(renin)이 분비되고 이는 안지오텐신(angiotensin) 생성을 자극하는데 안지오텐신은 혈관수축 호르몬으로서 부신피질에서 알도스테론 분비를 활성화 한다. 참고로 운동 시 알도스테론의 분비량은 휴식시에 비해 6배까지 증가한다. 따라서 알도스테론 분비는 레닌-안지오텐신에 의해 시작되고 격렬한 운동을 함에 따라 증가한다. 부신피질에서 분비되는 주요 당질 코르티코이드는 코티솔이며 코티솔은 장기간 공복과 운동 중 다양한 기전에 의해 혈장 포도당 유지에 기여한다. 또한 운동을 포함한 다양한 스트레스에 반응하여 포도당, 유리지방산 등의 연료를 동원하고 손상된 조직을 보상하기 위해 아미노산을 만든다. 코티졸의 6대 작용으로는 간의 포도당 신생합성 촉진, 포도당 신생합성을 위한 골격근 단백질을 분해, 저열량을 섭취하거나 장시간 보통 강도의 신체활동을 할 때 지방대사(지방분해)를 촉진, 면역 체계의 활동을 억제, 부적 칼슘 균형(칼슘 흡수 감소)을 유도, 그리고 두뇌 기능에 영향을 주어 기분, 기억, 학습에 변화를 일으킨다. 부신, 난소(여성), 고환(남성)에서 생성하는 성스테로이드 호르몬을 총칭하여 안드로겐(androgen)이라고 한다. 사춘기 이전의 성장을 지지해주는 것으로, 안드로겐은 사춘기 후에 나타나는 여성의 성징과 관련 있다.

3) 췌장

췌장(pancreas)은 외분비샘과 내분비샘을 가지고 있으며 외분비는 소화효소와 중탄산염을 포함하며 내분비샘에 랑게르한스섬에서는 2개의 대응조절 호르몬인 인슐린과 글루카곤(glucagon)이 분비된다. 인슐린은 랑게르한스섬의 β 세포에 분비되며 소장에서 혈액으로 영양소가 흡수될 때 가장 중요한 호르몬으로 포도당, 아미노산, 단백질, 지방, 당원과 같은 영양 분자를 흡수하기 위해 조직 자극한다. 체내 인슐린 부족은 혈장 내 포도당 축적을 야기하며 혈장 포도당 농도가 높으면 신장에서 재흡수 과정이 과부하 되어 다량의 수분과 함께 포도당이 소변으로 빠져나가서 다량의 수분을 섭취하게 되는데 이 상태를 당뇨병이라 한다. 또한 혈장 포도당 농도가 증가하면 인슐린이 분비되어 조직의 포도당 흡수를 높이고 혈장의 포도당 농도를 낮추게 된다. 인슐린의 특징으로는 세포 내부로의 글루코스 이동 촉진, 글리코겐 생성 증가, 글루코스 신생합성 감소, 혈액 속의 글루코스 양 감소, 그리고 단백질과 지방 대사에 관련, 세포의 아미노산 흡수를 증가시키고 단백질과 지방 합성을 촉진한다.

글루카곤은 랑게르한스섬의 α 세포에 분비되고 인슐린과 반대 효과를 가지고 있으며 글루카곤의 특징으로는 혈장 글루코스가 정상 수준 이하로 떨어질 때 글루카곤이 분비되며 인슐린과는 반대로 간의 글리코겐 분해와 글루코스 신생합성을 촉진시켜 혈장 글루코스 농도를 증가, 운동 중 인슐린 수준은 감소하고 글루카곤은 점차 증가한다.

2 운동과 내분비계 반응

1) 대사와 에너지에 미치는 호르몬의 영향

운동의 강도, 빈도, 시간에 따른 호르몬이 트레이닝에 대해 여러 측면에서 포괄적인 반응을 보이게 된다. 먼저 시상하부-뇌하수체호르몬으로 성장호르몬(GH)은 안정 시 수치가 상승하며 트레이닝 후의 수치는 운동 시의 상승 수치보다는 낮은 수준이다. 갑상선자극호르몬(TSH)은 트레이닝에 대한 효과가 불분명하며 부신피질자극호르몬(ACTH)은 트레이닝 된 사람들이 운동에 대한 값을 증가시킨다. 프로락틴(PRL)은 트레이닝이 안정 시 수준을 낮게 한다고 일부 보고 되었다. 난포자극호르몬(FSH), 황체형성호르몬(LH), 테스토스테론은 트레이닝 된 여성의 수준이 낮게 나타나며 테스토스테론의 수준은 장기간 트레이닝 시 남성에게서 높게 나타난다.

뇌하수체후엽호르몬으로 항이뇨 호르몬(ADH)은 몇몇 연구에서는 운동 트레이닝이 약간 감소시킨다고 보고되었으며 옥시토신은 인간의 연구가 불가능하다.

갑상선호르몬으로 티록신(T_4)은 안정 시 총 T_3는 감소시키고 자유 티록신은 증가시킨다. 트라이요오드티로닌(T_3)은 운동 시 T_3와 T_4의 전환을 증가시킨다.

부신호르몬인 알도스테론은 트레이닝에 대한 변화가 없으며, 코티솔은 트레이닝 된 사람들이 운동 시 조금 더 높아진다. 에피네프린 노르에피네프린은 트레이닝 후 동일한 절대 운동강도와 휴식 시에 분비가 감소한다.

췌장호르몬 중 인슐린은 트레이닝은 인슐린의 민감성을 향상시키며 운동 시 인슐린이 급격히 줄어든다. 글루카곤은 절대적 운동강도와 상대적 운동강도 모두에서 운동 시 글루코스는 감소한다. 신장호르몬인 레닌(효소)과 안지오텐신은 트레이닝에 대한 보고가 없다.

2) 근글리코겐과 지방 이용

근육에서 글리코겐분해는 에피네프린 순환성 AMP와 칼슘 이온-칼모듈린의 복합적 조절에 의한다. 후자의 역할은 운동 시 근형질세망으로부터 칼슘 이온 증가에 기인하여 더욱 활성화된다. 이와 같은 방식으로 영양소(포도당)의 전달은 수축활동을 증가시킨다.

지방세포가 중성지방을 글리세롤과 유리지방산으로 분해하기 위해 다양한 호르몬에 의해 자극될지라도, 혈장 유리지방산 농도는 고강도 운동 중에 감소된다. 이것은 다음 요인들에 기인하는 것으로 보인다. 1) H* 농도 증가는 호르몬에 민감한 리파아제를 억제, 2) 고강도 운동 중의 높은 젖산 수준이 중성지방의 재합성을 촉진, 3) 지방조직으로의 불충분한 혈류량, 4) 혈장에서 유리지방산을 수송하는 데 필요한 알부민 부족 등이다.

3) 운동 중 신체 수분과 전해질 균형에 대한 호르몬의 영향

알도스테론과 레닌 - 앤지오텐신의 작용 중 알도스테론은 신장의 소듐(Sodium) 재흡수에 기여해 신체의 수분 함유량을 증가시키며 혈장량의 보충과 혈압을 정상 상태로 상승하며 레닌 - 앤지오텐신 작용으로 신장은 감소된 혈압이나 혈액 공급에 대해 레닌이라는 효소를 생성하고, 레닌은 앤지오텐신이라는 혈장 단백질을 활성화시켜 강력한 소동맥 수축에 의한 혈압의 상승이나 부신피질로부터 알도스테론의 분비를 촉진한다.

제4절 신경계

1 신경계 조직

신경계는 신체 내/외부 환경에서 일어나는 반응을 인식하고 전달하는 전달체계이다. 해부학적으로 신경계는 중추신경계(central nervous system, CNS)와 말초신경계(peripheral nervous system, PNS)로 나뉠 수 있으며 중추신경계는 뇌(망막 포함)와 척수를 포함하여 통합, 통제 센터의 역할을 하며 말초신경계는 구심성(감각)과 원심성(운동)부분으로 나뉘는데 원심성 부분은 체성신경계와 자율신경계(교감신경, 부교감신경, 내장신경)로 이루어진다.

1) 뉴런의 구조

신경계를 구성하는 주된 신경세포를 뉴런(neuron)이라고 하며 세포체(cell body), 수상돌기 그리고 축삭으로 나뉜다. 또한 다른 세포와는 달리 전기적인 방법으로 신호 전달하며 인접한 신경세포와 시냅스라는 구조를 통해 신호를 주고받으며 다양한 정보를 받아들이고 저장하는 기능을 가지고 있다. 세포체는 핵과 세포질을 포함하고 있는 신경원의 활동 중추로 신경세포의 생명 활동으로 세포체에 영양을 공급하며 외부물질에 대한 식세포 작용을 수행한다. 또한 수상돌기는 세포체로부터 가늘게 뻗어 나온 세포질로서 주로 신경세포가 신호를 받아들이는 부분이며 마지막으로 축삭돌기는 세포체로부터 아주 길게 뻗어나가는 부분으로 수상돌기와 세포체를 거쳐 전달된 신호를 다른 신경세포나 세포에 전달하는 부분으로서 일반적으로 슈반세포에 의해 덮여있으며 랑비에 결절이라 불리는 공간을 슈반세포 사이에 가지고 있다. 따라서 신경세포의 전기적 자극 순서는 신경자극 → 수상돌기 → 세포체 → 축삭 → 축삭종말로 이루어진다.

2) 뉴런의 전기적 활동

뉴런의 전기적 활동은 세포막을 경계로 세포안과 밖의 전기적 성질을 띠고 있는 이온 농도의차에 의해 발생되며 이것을 세포막전위라고 불린다. 안정막전위(분극 상태)는 자극을 받지 않은 안정 시에서 세포막 내외에 존재하는 전압차를 의미하며, 이러한 상태를 분극 상태라고 한다. 이때 세포 밖에는 나트륨(Na+)이 많고 칼륨(K+)이 적고(양전하), 세포 내에서는 칼륨(K+)이 많고 나트륨(Na+)이 적은 음전하를 띠고 있다. 신경세포가 안정 상태에 있을 때 칼륨(K+)은 세포막을 비교적 쉽게 투과하나 나트륨(Na+)의 투과성은 칼륨(K+)의 1/100 수준에 불과하여 나트륨(Na+)은 칼륨(K+)에 비해 막을 투과하기 어렵다. 다시 말해 세포막 안쪽이 음전위를 바깥쪽이 양전위의 성질을 가지고 있으며 세포막을 경계로 하는 두 전극사이에 전위차(전압)는 신경에서 -70mV을 나타내고 있다.

활동전압(탈분극 상태)은 신경과 근육의 세포막에서 관찰되는 현상으로 조직을 자극하면 세포막의 나트륨(Na+), 칼륨(K+)의 투과성이 변화하여 안정막전위가 깨지게 되며 안정막전위에서 세포막 안쪽의 음극이 양극으로, 밖은 양극이 음극으로 역전된다. 이때 세포막 안팎의 전극을 역전시키기 위해서는 일정 정도 이상의 강도로 자극이 일어나야 하며 활동전위를 유발할 수 있는 최소한의 자극강도를 역치라고 한다. 탈분극기에는 역치를 넘어선 후 급속하게 탈분극이 일어나고 세포막 안과 밖의 전위 역전이 일어나 절정에 이르는 시기로 세포막의 나트륨(Na+) 통로가 활성화되어 나트륨(Na+)의 세포막 안으로 유입된다. 재분극기는 절정에 이른 후 탈분극된 상태에서 안정막전위로 돌아가는 시기로 나트륨(Na+)의 세포막 투과성은 현저하게 감소해 나트륨(Na+)의 세포막 내 유입을 막고, 칼륨(K+)이 세포막 밖으로 수동적으로 확산되어 다량 유출된다. 과분극기는 칼륨(K+) 통로의 열린 상태가 유지되어 추가적으로 칼륨(K+)이 세포 밖으로 나가는 현상으로 세포막 안이 안정막전위보다 더욱 음전하가 되며, 즉, 전위가 안정 시 보다 더 커진 상태(-극이 더 많은 상태)를 말한다. 마지막으로 불응기는 일정 시간 동안 또 다른 활동전위가 즉각적으로 발생할 수 없는 시기로 절대불응기와 상대불응기로 구분할 수 있으며 절대불응기는 이차 자극이 주어져도 전기적 변화가 일어나지 않는 상태이며 상대불응기는 강한 자극이 주어질 때 활동전위 발생된다.

2 중추신경계

1) 뇌와 척수

대뇌(cerebrum)는 대뇌반구로 양측으로 분리되어 가장 바깥층을 대뇌피질(cerebral cortex)이라 부르며 약 800만개 이상의 뉴런이 존재한다. 피질은 1/4인지의 두께를 가지고 있으며 복잡한 운동의 조직화, 학습된 경험의 저장, 감각정보를 수용하는 세 가지 운동행위 기능을 수행한다고 알려져 있다. 피질하의 정보입력이 한 군데로 모이는 마지막 연결지점인 운동피질은 수의적 운동과 가장 관련 깊은 대뇌피질의 부분이기도 하며 모여진 정보를 통해 운동피질에서 척수 운동명령이 보내지고 최종적으로 피질하와 척수중추에 의해 수정된다. 대뇌의 영역 중 전두엽은 일반 지능 및 운동 조절을 하며 측두엽은 청각 입력과 해석을 처리한다. 두정엽은 일반 감각 입력과 해석하며 후두엽은 시각 입력과 해석을 한다.

2) 소뇌

소뇌는 뇌교와 연수 후면에 위치하고 있으며 신체 평형과 자세의 조정 그리고 운동 조절에 기여하는 기관으로 알려져 있다. 대표적으로 제동 효과와 스피드 지각 효과가 알려져 있는데 제동 효과는 운동 중 진자 운동 시 소뇌가 제동 효과를 발휘하여 운동을 조절하며 스피드 지각 효과는 운동 중 물체에 접근하거나 물체가 자신에게 접근해 오는 속도를 인식하는 기능이 있다.

3) 뇌관

뇌관은 척수 바로 위 두개골 기저에 위치하며 중뇌, 뇌교, 연수로 구분되며 호흡과 심혈관계를 조절하는 자율 조절 중추를 포함하며 대사기능과 복잡한 반사작용을 조절한다. 또한 근 긴장의 유지 및 골격근의 기능을 조절하며 뇌간이 전정 수용기, 피부의 압력 수용기, 시각 등의 감각 전달기관으로부터 정보를 받아 신체의 직립자세를 유지하는데 필요한 신경활동을 제공한다. 따라서 일정 부분의 뇌간이 손상되면 운동 조절에 장애를 일으킨다.

4) 간뇌

간뇌는 시상과 시상하부를 포함하고 있으며 시상은 감각 조절 중추로서 냄새를 제외한 모든 감각 입력은 시상으로 들어와 피질의 적절한 부위로 다시 이동하며 어떤 감각이 뇌에 도달하는가에 따라 운동 조절에 중요하다. 한편 시상 하부는 신체 내부 환경의 모든 과정을 조절하여 항상성 유지하는 역할을 하며 자율신경계 조절(혈압, 심박수, 수축성, 호흡, 소화 등)과 체온, 체액 균형, 감정, 갈증, 음식 섭취, 수면 주기 등을 조절한다.

5) 척수

척수는 운동수행에 있어 특정한 동작을 조절하는 신경 그룹과 같이 수의적 움직임을 조절하는 중요한 역할을 한다. 또한 수의적 움직임에 의한 척수 메커니즘이 운동하는 데 적합한 근육활동으로 전환되는 것을 척수조율이라고 하며 척수의 운동제어기능은 반사궁을 통해 발생하는 도피반사라고하며 도피반사는 자극에 대한 무의식적인 반응수단을 제공한다.

3 말초신경계

1) 감각신경(구심성)

신체의 위치 정보를 중추신경계에 제공하는 수용기를 고유수용기(proprioceptor) 또는 운동역학적 수용기라 하며 고유수용기에는 근방추와 골지건 그리고 관절 수용기가 존재한다. 골격근은 몇 가지 형태의 감각수용기를 가지며 그 중 근방추(muscle spindle)는 감마 운동뉴런을 통해 신경지배를 받게 되며 근육의 길이에 반응하는 수용체로 근육의 신전에 관한 정보를 감지하여 척수에 신호를 보낸다. 한편 골지건(golgi tendon organ)은 근육의 장력에 반응하며 근수축에 관한 정보를 전달한다. 따라서 근수축 동안 과도한 힘이 생성되는 것을 예방하기 위한 안정장치로서의 역할을 한다. 관절 고유 수용기는 자유신경 종말, 골지형수용기, 피시니안 소체로 세 가지 주된 형태로 존재하며 신체 움직임의 속도와 관련된 신호뿐만 아니라 신체 부위의 위치를 인식하여 신체가 균형을 이룰 수 있도록 정보를 제공한다. 결론적으로 관절의 각도, 가속도, 압력에 의해 변형된 정도에 관한 정보 전달한다.

2) 운동신경(원심성)

운동신경계는 중추 신경계로부터 받은 정보를 실행하고 효과기에 전달하는 역할을 한다. 대표적으로 골격근에 의해 운동작용의 의식적으로 수의적으로 발생하는 체성신경계와 심근, 평활근, 분비샘 등의 효과기에 의해 운동 작용이 무의식적으로 불수의적으로 발생하는 자율신경으로 나뉠 수 있다. 자율신경계는 불수의 구조들을 지배하는 신경계통의 한 부분으로 중추신경계와 말초신경계 모두에 분포하고 있으며 대뇌조절 없이 호흡, 순환 소화와 같은 생명유지에 관계하는 장기의 기능을 조절한다. 따라서 신체의 내부 환경을 일정하게 유지하는데 있어서 가장 중요한 역할을 한다. 자율신경계는 교감신경계와 부교감 신경계로 해부학적 분류를 할 수 있으며 교감신경계는 방위 반응계로서 위험에 처한 신체를 준비하여 몸의 급격한 변화 상황에 대처하기 위한 반응을 한다고 설명한다면 부교감신경계는 에너지의 보존 같은 과정을 수행하는 역할로 안정화된 상태로 교감신경의 반대 작용을 한다. 자율신경계의 기능은 아래 표에 정리되어 있다.

기관	교감신경계	부교감신경계
심장	심박수 증가, 수축력 증가	심박수 감소, 수축력 감소
피부혈관	혈관 수축	없음
근육 및 내장 혈관	내장 혈관 수축, 근육 혈관 확장	없음
기관지	이완	수축
소화관	수축	운동 증가
방광	이완	수축
눈	눈동자 이완 수정체를 평평히 해서 멀리 있는 것을 보게 한다.	눈동자 수축 수정체를 두껍게 해서 가까운 것을 보게 한다.
머리털	머리털이 서게 한다.	없음
땀샘	땀이 나게 한다.	없음
침샘, 위액 등	분비 감소	분비 증가
췌장	분비 감소	분비 증가
간	당원 분해작용으로 혈당량 증가	없음
아드레날린	분비 증가	없음
관상동맥	이완	수축
폐	기관세지 이완	기관세지 수축

 # 골격근의 구조와 기능

1 골격근의 구조

전체 체중의 40-50%를 차지하고 있는 골격근은 약 600개 이상의 수의적 근육으로 이루어져 있으며 주요기능으로는 운동과 호흡, 자세유지 그리고 체온 유지를 위한 열 생성이 있다. 골격근의 구조로는 가장 바깥에서 싸고 있는 근외막 부터 근다발막, 근내막 그리고 얇은 필라멘트부분인 액틴과 굵은 필라멘트 부분인 마이오신이라는 근원섬유(myofibril)로 구성되어있다. 골격근은 크게 수의근과 불수의근으로 나뉘며 가로무늬를 띠고 있는 골격근은 의지에 따라 움직임이 가능한 수의근에 속한다. 또한 불수의근은 심장벽을 구성하는 가로무늬근인 심장근과 위와 장의 외벽을 구성하는 민무늬근인 내장근으로 나눌 수 있다.

근세포를 둘러싸고 있는 세포막을 근섬유막(sarcolemma)이라고 하며 위성세포(satellite cell)는 근섬유막에 위치하고 있으며 근육 성장과 회복에 핵심적인 역할을 하는 미분화 세포로 저항성 운동을 통해 활성화되고 분화되며 근섬유의 핵(근핵)의 수를 증가시키는 반응을 한다. 따라서 핵 주변을 둘러싸고 있는 세포질의 영역이 근핵 영역이며 1개의 핵이 세포질을 둘러싼 유전자 발현을 담당하기 때문에 중요하다고 할 수 있다.

1) 근신경연접부(neuromuscular junction)

운동단위(motor unit)란 하나의 운동신경이 지배하고 있는 근섬유의 수로 정의할 수 있으며 운동신경에 연결된 근섬유 수가 많을수록 큰 힘을 내는 데 유리하며 자극비율(innervation ratio)이 낮은 근육은 정교한 움직임에 적합하다. 운동뉴런은 척수에서 뻗어 나와 각각의 근섬유에 연결되어 있는데 운동뉴런과 근세포가 만나는 부위를 근신경연접부(neuromuscular junction, NMJ)라고 한다.

2) 근수축

근신경연접부에서 신경전달물질인 아세틸콜린(ACh)이 방출되며 근섬유를 탈분극 시키며 근수축이 시작된다. 참고로 저항성 운동과 지구력 운동은 근신경연접부의 크기 증가, 시냅스소포 수의(아세틸콜린 포함) 확장, 스냅스 후 막의 아세틸콜린 수용체 수의 증가를 포함하여 근신경연접부에 대한 긍정적인 적응을 자극시킨다.

근수축의 최종 과정은 마이오신 위로 액틴이 미끄러져 근육이 짧아지면서 장력을 발생시키는 필라멘트 활주 모형(sliding filament model)으로 설명할 수 있다. 또한 근육의 장력을 발생시키기 위해 근육의 탈분극을 생산하는 연속적인 반응을 흥분-수축 결합이라고 하는데 근소포체(sarcoplasmic reticulum)로부터 탈분극에 의한 칼슘(calcium)방출을 통해 액틴과 마이오신의 십자형가교가 이루어지면서 근육이 수축(단축) 되게 한다. 따라서 자극이 없는 안정시

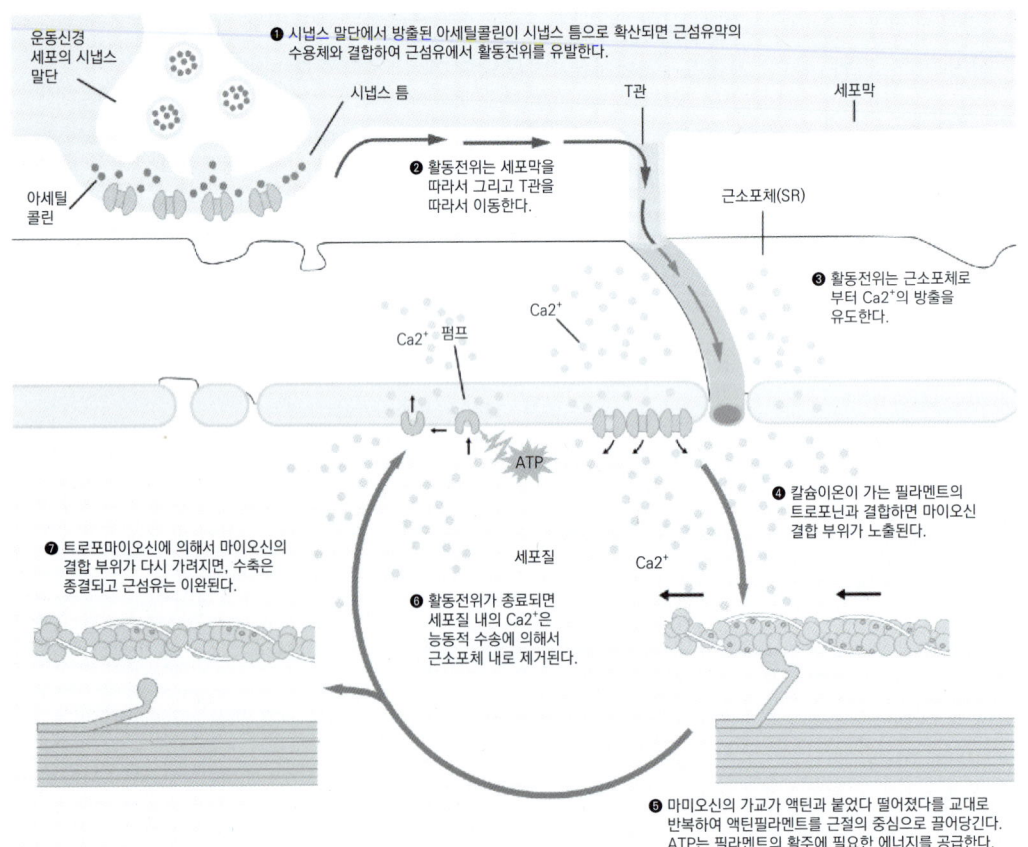

그림 1.2 근육의 자극, 수축 그리고 이완

에는 액틴과 마이오신은 결합되지 않으며 칼슘을 근형질세망에 저장되어 있다. 그러나 자극 및 결합(흥분)단계에서는 신경근육이음부에 신경 자극이 발생하면서 아세틸콜린이 방출되며 근섬유 속 깊이 있는 가로세관(transverse tubule)으로 전달된 된다. 이 흥분과정은 근육의 탈분극으로 연결되어 근소포체(근형질세망)에서 근육의 근형질로 칼슘을 방출시키고 칼슘은 액틴에 존재하는 트로포닌(troponin)이라 불리는 단백질에 결합하기 위해 근육 속을 확산된다. 이때 칼슘과 부탁된 트로포닌은 트로포마이오신(tropomyosin)의 위치를 변화시켜 액틴과 마이오신 헤드가 결합하여 십자형가교를 이루는데 이를 액토마이오신이 형성된다고 말한다. 운동뉴런이 자극을 멈출 때 근 이완이 되며 아세틸콜린은 더 이상 방출되지 않고 근섬유는 재분극 된다. 이로 인한 세포액으로부터 칼슘 제거는 트로포마이오신의 위치 변화를 일으켜 액틴 분자에 대한 마이오신 십자형가교 결합 위치가 막히게 되며 이 작용이 근 이완을 초래한다.

2 근섬유의 형태 및 특성

인간의 골격근 형태는 근수축 특성과 생화학적 요인에 의하여 세 가지 형태로 구분하며 속근섬유에는 Ⅱa형과 Ⅱx형이 있으며 지근섬유에는 Ⅰ형이 있다. 근육 형태에 따른 생화학적 요인 및 근수축 특성에 대한 내용은 아래 표에 정리되어 있다.

표 1.1 속근섬유(Type Ⅱx, Type Ⅱa)형태와 지근섬유(Type Ⅰ) 형태의 특성

구분	속근섬유(fast-twitch fiber)	지근섬유(slow-twitch fiber)
용어	백근, Type Ⅱx, Type Ⅱa	적근, Type Ⅰ
특성	• 모세혈관 밀도 및 마이오글로빈 함유량이 낮다. • 순발력 운동 특성을 갖는다. • 힘의 발생이나 수축 이완 시간이 빠르다. • ATP-PC, 근글리코겐의 저장량이 높다. • 해당작용 효소가 발달해 있다. • 해당작용 능력이 높다.	• 모세혈관 밀도 및 마이오글로빈 함유량이 높다. • 지구성 운동 특성을 갖는다. • 에너지의 효율이나 피로에 대한 저항이 강하다. • 미토콘드리아의 수나 크기가 발달해 있다. • 산화 효소가 발달해 있다. • 미토콘드리아의 산화 능력이 높다.

특성	속근섬유(백근섬유)		지근섬유(적근섬유)
	Type IIx	Type IIa	Type I
미토콘드리아수	적음	많음/중간	많음
피로도	낮음	높음/중간	높음
에너지체계	무산소	유·무산소	유산소
ATPase활동	가장 높음	높음	낮음
수축속도(Vmax)	가장 빠름	중간	낮음
효율성	낮음	중간	높음
장력	높음	높음	중간
스포츠 적용	100m 달리기	400m 달리기	1,500m 달리기 이상

3 근수축의 종류

근 수축에는 몇 가지 형태가 있다. 첫 번째는 근섬유의 길이가 변화 없이 장력을 발생시키는 등척성 수축이다. 두 번째는 근육의 길이가 변화하면서 장력을 발생시키는 등장성 수축이며, 등장성 수축은 근육의 길이가 짧아지는 단축성(구심성) 수축과 근육의 길이가 길어지는 신장성(원심성) 수축으로 나뉠 수 있다. 이는 근섬유 길이의 변화와 관절각의 변화를 통한 수축으로 구분된다. 마지막으로 모든 관절범위에서 동일한 속도로 장력을 발생시키는 것이 등속성 수축이라고 하며 이는 특별한 장비를 통해 측정 할 수 있으며 이외에도 근력 및 근파워 그리고 근지구력 등을 측정 할 수 있다.

근육의 힘 조절 즉, 하나의 근섬유 내에서 발휘되는 힘의 양은 액틴과 마이오신의 십자형 가교의 숫자와 관련이 있다. 따라서 근수축 시 발생하는 근력은 동원된 운동단위의 형태와 숫자, 수축 전 근육의 초기 길이, 운동단위의 신경자극, 그리고 근육의 수축력으로 복잡한 4개의 주요인들에 의존한다. 반면 최대 근력은 움직인 속도가 증가함에 따라 감소하나 보통 운동속도 증가에 의하여 발생되는 파워는 증가한다. 그러므로 근육이 빠르게 수축할 때 액틴-마이오신 필라멘트가 빠른 속도로 서로 이동하며 이 연결을 이룰 수 있는 상호교차의 수를 감소하게 만들어 근력 생산을 제한시킨다. 반대로 수축 속도가 감소함에 따라 더 많은 상호교차가 연결되고 근력 생산이 증가한다.

근력을 증가시키는 생리적 기전으로 신경적인과 근육의 비대를 이야기할 수 있으며 신경학적 요인으로는 훈련 초기의 근력증가는 근육의 크기 증대가 아니고 신경의 적응현상 때문이며 근력훈련에서 신경의 적응현상은 운동단위의 동시발화성의 향상, 동원능력의 향상 때문이다. 또 다른 이유로는 근육의 크기 증대로 근력 훈련은 Type I과 Type II 섬유형태의 크기를 증대시키며 Type I 보다 Type II 섬유형태에서 더 많은 변화가 일어난다. 따라서 근비대와 근섬유 증식이 일어난다.

제6절 호흡계의 구조와 기능

1 호흡계의 기능

호흡(respiration)은 환기와 폐 내의 가스교환(O_2와 CO_2)에 기인하는 폐호흡(pulmonary respiration)과 조직에서 산소사용과 이산화탄소 생산에 관여하는 세포호흡(cellular respiration)의 세부영역으로 이루어져 있다. 호흡 또는 폐기능은 운동 중 혈액가스의 항상성 유지, 즉 산소와 이산화탄소의 분압에 중추적인 역할을 한다. 폐와 혈액사이의 산소와 이산화탄소의 교환은 환기와 확산의 결과로 발생되며 환기(ventilation)는 대기와 폐의 가스교환부분 간 호흡가스의 움직임을 의미하며 확산(diffusion)은 농도가 높은 곳에서 낮은 곳으로 이동하는 무작위적인 분자들의 움직임으로 예를 들어 산소는 폐에서 혈액으로 이동하며 이산화탄소는 혈액에서 폐로 이동하게 된다.

1) 호흡계의 구조

호흡은 폐포(alveoli)라 불리는 폐의 미세한 공기가스 주머니에서 가스교환이 이루어지며 호흡계의 구조는 전도영역과 호흡영역으로 나뉜다. 먼저 전도구역은 기도, 구강, 비강, 기관지까지로 공기의 통로 역할뿐만 아니라 폐의 호흡영역 운반에 이르기까지 공기의 습기를 첨

가해주고 공기를 여과하는 기능을 한다. 반면 호흡영역은 가스교환을 위해 확산에 용이한 구역으로 호흡 세기관지, 종말세기관지, 허파꽈리(폐포)가 포함되어 있다.

폐용적은 폐활량계를 통해 측정되며 폐활량은 공기를 최대로 흡입한 후 최대로 내뿜을 수 있는 가스량이다. 다양한 폐용적과 폐용량을 보여주는 호흡곡선은 아래 정리되어있다.

표 1.2 폐용적

용적	1회 호흡량	TV	1회 호흡시 들이마시거나 내쉰 공기량
	호흡 예비 용적	IRV	TV에서 최대한 더 들여 마실 수 있는 양
	호기 예비 용적	ERV	TV에서 최대한 배출시킬 수 있는 양
	잔기 용적	RV	기능한 모두 배출한 상태에서 폐에 남아 있는 양

표 1.3 폐용량

용량	흡기 용량	IC	정상 호흡에서 최대한 흡입할 수 있는 양(IC = TV + IRV)
	기능적 잔기 용량	FRC	정상 호흡에서 TV를 배출하고 남아 있는 양(FRC = ERV + RV)
	폐활량	VC	최대한 공기를 들여 마신 후 최대한 배출시킬 수 있는 공기의 양 (VC = IRV + TV + ERV)
	총폐용량	TLC	최대 흡기 시 폐내 총 가스량(TLC = VC + RV)

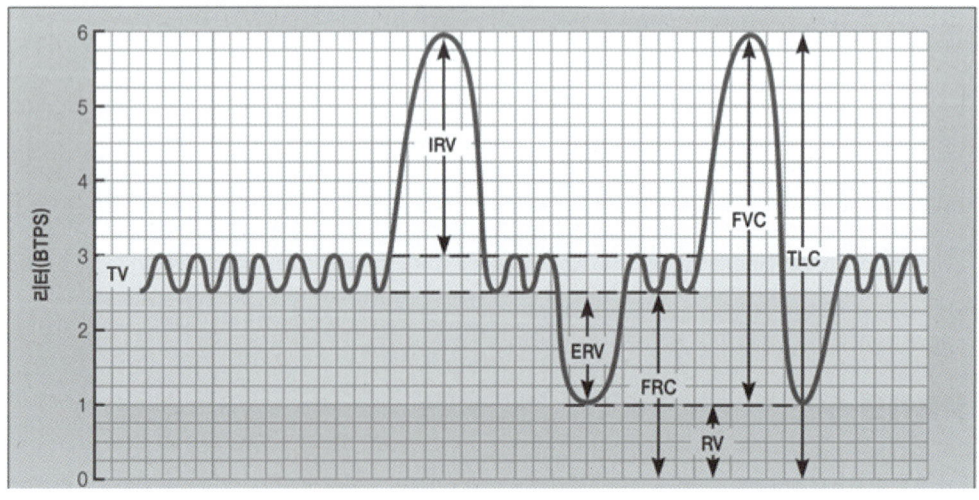

그림 1.3 안정시 폐용적과 폐용량의 호흡곡선

2) 호흡의 원리

폐로의 공기 이동을 폐환기라고 하며 흡기는 폐의 압력이 대기압 이하로 감소하였을 때 발생되며 호기는 폐의 압력이 대기의 압력을 초과했을 때 발생한다. 흡기의 작용으로는 안정 상태의 흡기 작용 중 흉곽의 용적은 증가하고 횡격막은 아래 방향, 외늑간근의 수축에 의해 외상방으로 증가한다. 이때 외늑간근은 흡기 중에 수축하며 늑골간의 사이를 벌리면서 늑골을 위쪽으로 끌어올려 흉강의 크기를 증가하고 폐는 팽창, 폐내압이 감소하고 공기가 폐 속에 흡입된다. 반면 호기의 작용은 호기 중 횡격막과 외늑간근은 이완, 흉강은 원래의 크기로 돌아오며 흡기로 인해 신전되었던 흉벽과 폐의 탄성 조직에 의해 원래의 상태로 위축됨으로써 흉강의 내압이 증가하고 공기가 폐 속에서 대기로 나간다. 이때 안정 시의 호기 작용은 수동적, 운동 시에는 능동적으로 이루어진다.

폐포 내에서의 가스교환은 가스의 분압 차에 의한 확산으로 발생하며 기체분자는 분압이 높은 곳에서 낮은 곳으로 이동하고 정맥을 통해 유입된 혈액을 폐로 운반하는 폐동맥의 산소량이 낮을수록 산소교환율은 증가한다.

표 1.4 안정 시와 운동 시 호흡근의 작용

단계	휴식 시	운동 시	삭봉
흡기 과정	횡격막 외늑간근	횡격막 외늑간근 사각근 흉쇄유돌근	평평해짐 늑골의 외측 상방 이동 제 1, 2 늑골의 거상 흉곽의 외측 이동
호기 과정	없음	내늑간근 복근	늑간 내측 하방 이동 늑골 하방이동과 횡격막 상방 이동

2 폐로 가는 혈류

폐순환은 우심실에서 나온 정맥혈이 들어가는 폐동맥에서 시작된다. 그 후 혼합정맥혈은 폐 모세혈관을 순환하면서 가스교환을 하며 산소로 포화된 혈액은 폐정맥을 통하여 좌심방으로 돌아가 인체를 순환하게 된다. 폐순환은 낮은 압력의 순환체계(낮은 혈관 저항)로 혈류속도는 체조직을 순환하는 혈류속도와 동일하다. 또한 서 있는 상태에서 대부분의 혈류는 중력 때문에 폐의 기저면(하위 바닥부분)에 모여 있다.

환기와 폐 혈액 관류의 관계로 정상적인 가스교환이 일어나려면 환기량과 혈류가 조화를 이루어야 하며 이상적인 환기량 대 관류 비율(V/Q)은 1.0이거나 이보다 약간 크다고 할 수 있다(그러나 V/Q 비율은 폐의 구획에 따라 다름). 그러나 서 있는 상태에서 대부분의 혈류는 중력 때문에 폐의 기저면에 모여 있다. 저강도의 운동은 V/Q의 관계를 향상시키며 고강도 운동은 V/Q 비율에 작은 불균형 초래하며 가스교환을 약간 감소시킨다. 그러나 V/Q 비율의 불균형의 증가가 낮은 환기량에 의한 것인지 또는 적은 관류에 의한 것인지는 확실하지 않다.

- 폐 꼭대기의 V/Q 비율: 0.24/0.07 = 3.4 (가스교환 저조해짐)
- 폐 기저면의 V/Q 비율: 0.82/1.29 = 0.64 (0.5보다는 크기에 안정 시 요구되는 가스교환에 적당)

③ 산소와 이산화탄소의 운반

산소와 이산화탄소 양은 혈액 내에 용해된 상태로 운반되지만 대부분의 산소와 이산화탄소가 혈액을 통해서 이동할 때 산소는 헤모글로빈과 결합하여 운반되고 이산화탄소는 중탄산(HCO_3^-)의 형태로 운반된다. 산소운반을 위해 용해된 산소는 산소분압이 100mmHg에서 용해산소량은 0.3Vol%이며 산화 헤모글로빈은 동맥혈 1L에 200mmHg의 산소가 있어 그 중 3mL는 혈액에 녹아 있고 197mL는 헤모글로빈과 결합하여 운반된다. 이때 산소와 결합된 헤모글로빈은 산화 헤모글로빈이라고 하며 산소와 결합되어 있지 않은 헤모글로빈은 환원 헤모글로빈이라고 한다. 근육내의 산소는 마이오글로빈과 결합하여 미토콘드리아로 운반된다.

이산화탄소의 운반은 세 가지 형태로 혈액을 통해 운반된다. 즉, 혈장 및 적혈구 안에 물리적으로 녹아든 상태에서 운반하는 방법(10%)과 중탄산염이온(HCO_3^-) 형태로 이산화탄소 운반하는 방법(65%) 그리고 카바미노화합물로 미오글로빈 혹은 단백질과 결합하여 이산화탄소 운반하는 방법(25%)이 있다.

4 운동 중 산-염기 평형과 폐 기능

산-염기 평형의 호흡성 조절로서 강한 운동을 하면 젖산과 수소이온(H^+)이 생성되고 축적되며 이와 같은 상태는 에너지 대사를 저해하고 근육의 수축력을 저하시킨다. 안정 시 신장을 통한 산 염기 평형 조절로 신장이 수소이온의 농도를 조절하는 주된 방법은 중탄산염의 농도를 증가시키거나 감소시키는 것이며 체액의 수소이온 농도가 증가하면 신장은 중탄산염의 배출 속도를 감소시키는 반응을 일으키며 혈액 내의 중탄산염 농도가 증가하면 수소이온의 증가를 완충시킨다. 반면 운동 중 산염기평형 조절로 최대 하 운동 중 근육과 혈액의 pH는 감소되는데 이는 근육에 생성되는 젖산이 증가하기 때문이다. 따라서 운동 중 생성되는 젖산의 양은 운동 강도, 사용된 근육의 양, 운동 기간으로 이와 같은 요인에 따라 좌우된다. 마지막으로 세포완충체제는 인산염(10~20%), 단백질(60%), 중탄산염(20~30%)이며 혈액완충제제는 중탄산염, 헤모글로빈, 단백질이다.

트레이닝 후 안정 시, 최대운동 시 모두 동정맥산소차는 증가하며 동정맥산소차는 근육세포의 산소 소비량에 비례한다. 동정맥산소차의 향상은 조직에서 보다 많은 산소를 추출하여 쓰며, 혈액을 보다 효율적으로 배분하기 위해서이다.

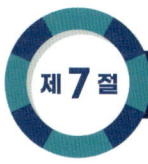

제7절 심장의 구조와 기능

1 순환계: 심혈관계의 구조와 기능

심폐계의 목적은 산소를 조직에 전달하고 부산물을 제거하며 영양소를 조직에 전달하고 체온을 조절하는 것이다 이에 심혈관계의 구조는 심장, 혈관 및 혈액으로 구성되어 있으며 심장은 4개의 방과 2개의 펌프로 구성되어있다. 따라서 심장의 우측과 좌측은 두 개의 심방과 심실로 구성되어 있으며 심실중격은 좌·우심실 간 혈액의 혼합을 방지하기 위함이다.

또한 심방과 심실은 방실판막이라는 일방향 판막으로 연결되어있으며 판막은 심방에서 심실로 한 방향으로만 흐르게 고안되어있어 혈액의 역류 방지한다. 심장의 필요한 영양의 공급으로 심장 자체의 순환을 관상계라 한다. 관상동맥은 대동맥에서 갈라져 심장근육에 있는 모세혈관까지 혈액을 운반하고 다시 관상정맥동으로 이동해서 다른 우심방으로 간다. 심근은 심외막(외층), 심근(심근섬유로 구성된 중간층), 심내막(내층)으로 구성되어있다.

순환계의 기능은 운송기능(산소와 영양분), 제거기능(이산화탄소나 노폐물), 운반기능(호르몬을 목표 수용체까지 운반), 유지기능(체온 유지, pH 유지), 방어기능(기관의 감염 방지)으로 정리될 수 있다.

심장의 오른쪽 펌프는 혈액을 폐순환을 통해 폐조직에 보내는 반면 심장의 왼쪽 펌프는 체순환을 통해 신체에 혈액을 운반한다. 따라서 폐순환과 체순환은 다음과 같은 순서로 이루어진다. 폐순환은 우심실에서 시작해서 → 폐동맥 → 폐(가스 교환) → 폐정맥 → 좌심방순으로 이루어지며 체순환은 좌심실부터 시작하여 → 대동맥 → 전신(가스 교환) → 대정맥 → 우심방순으로 이루어진다.

2 심장의 전기적 활동

심장주기 중 심근의 수축상태를 수축기라고 하며 이완 상태를 이완기라 한다. 또한 평균 혈압을 동맥혈압이라고 하며 혈압의 증가요소로는 혈액량의 증가, 심박수의 증가, 혈액점도의 증가, 1회 박출량의 증가 그리고 말초저항의 증가로 들 수 있다.

심장주기를 조절하는 박동기(pacemaker)를 동방결절(sinoatrial node, SA node)이라고 하며 자발적 전기활동이 일어난다. 따라서 심장의 전기적 활동은 다음과 같이 정리될 수 있다. 1) 심장박동수를 조절하는 동방결절(SA)에서 시작된 전기자극은 심장벽을 지나 방실결절(AV)로 간다. 2) 전기 자극은 방실결절(AV)을 지나 방실 속으로 전도되어 근섬유를 통과하여 심실중격으로 간다. 3) 방실결절(AV)은 좌·우 방실다발갈래로 분리되어 있으며, 전기 자극은 좌·우 심실가지를 따라 심장의 꼭짓점까지 전파된다. 4) 전기 자극은 좌·우 방실다발갈래로부터 푸르키네섬유로 전달되어 심근벽까지 전파된다.

심장주기 동안 심장에 나타나는 전기적 활동 기록을 심전도(ECG)라고 한다. 심근에 의해서 생성된 전기적 활동은 몸 전체에 걸쳐 전기장을 형성하며 심전도는 심장 주기 중 심근의 연속적인 전기적 변화에 대한 기록을 보여준다. 각각의 심장주기 동안에 심전도의 유형은 여러 가지 다른 편향 또는 파형을 가지고 있으며 다음과 같이 표시할 수 있다.

- P파: 심방의 탈분극, QRS: 심실 탈분극과 심방 재분극, T파: 심실 재분극

3 심박출량

심박출량(Q)은 한번의 심장박동에 박출되는 혈액량인 1회 박출량(stroke volume, SV)에 심박수를 곱한 값(심박출량 = 심박수 × 1회 박출량)이다. 운동 중 심박출량은 운동 강도에 따라 비례하며 심박출량의 증가는 운동강도에 따라 산소요구량이 증가하고 이를 충족시키기 위해 산소운반을 증가한다. 일반인에 비해 운동선수의 경우 운동 중 심박출량이 크며 심박출량이 높을수록 최대 유산소 능력도 높고, 최대 유산소 능력이 높을수록 심박출량도 높다고 할 수 있다. 운동 시 심박출량은 산소 섭취와 직선적 관계에 있다. 서서하는 운동의 경우 최대산소섭취량의 40-60%에 이르면 1회 박출량이 최대에 이르고 이후에 증가하는 심박출량은 단지 심박수의 증가에 기인한다.

1회 박출량의 변화로 심실이 수축할 때 배출되는 혈액의 양은 이완기말 용적(end diastolic volume, EDV) - 수축기말 용적(end systolic volume, ESV)이며 확장기 말 혈액량이 크거나 수축기 말 혈액량이 작을 경우 1회 박출량이 커진다. 수축기말 혈액량은 심실 수축력과 심장이 혈액을 뿜어내는 압력에 의해 좌우하며 1회 박출량에 영향을 주는 요인으로는 심실이완기말 혈액량(정맥회귀량), 심장의 수축력, 평균 동맥압이 있다. 보통 여자 선수 또는 일반인의 경우 남자 선수보다 항상 1회 박출량이 작다고 알려져 있다(안정 시 성인 평균 1회 박출량은 약 70-80mL이다).

심실이완기말 혈액량에 영향을 주는 주요변인은 심장으로 돌아오는 정맥혈 회귀의 비율이다. 운동 중 정맥혈 회귀의 증가에 대한 세 가지 주요 메커니즘으로 첫 번째로 근육에 의한 펌프 작용으로 수축에 의해 근육에 있는 정맥 혈관이 압박을 받아 혈액이 심장 쪽으로 유입된다. 두 번째는 호흡에 의한 펌프 작용으로 심장으로 가는 흉곽 및 복부의 정맥 혈관은 숨을 들이마시면 혈액이 밀려 나갔다가 숨을 내쉬면 다시 차게 되는 펌프 작용한다. 마지막은 정맥 혈관 압축에 의한 펌프 작용으로 정맥 혈관 수축은 온몸의 정맥 계통의 용적을 줄이도록 작용하여 혈액을 심장으로 밀어 넣는 역할을 한다. 정리하면 정맥혈 회귀가 증가하는 이유는 정맥수축, 근육펌프, 호흡펌프 때문이다.

동정맥산소차(arterial-venous oxygen difference)는 체순환 중인 조직에서 혈액 100mL당 섭취된 산소의 양으로 훈련으로 동정맥산소차의 증가는 혈액으로부터 산소추출능력의 증가로 인함이다. 훈련에 따른 산소를 추출하는 증가된 근육수용능력은 주로 미토콘드리아수의 증가와 함께 모세혈관 밀도의 증가이며 근육에서 미토콘드리아의 밀도증가는 최대운동중 근육의 혈류량을 증가시키고 미토콘드리아의 확산거리를 줄이며, 충분한 확산시간이 일어나도록 혈류속도를 늦춘다.

4 운동 중 근육으로의 산소운반

안정 시 순환계통의 변화는 심장 크기의 변화, 심박수 감소, 1회 박출량 증가, 혈액량과 헤모글로빈량의 증가로 이루어지며 최대하운동 시 순환계통의 변화로는 심장박출량 변화와 1회 박출량의 증가, 심박수의 감소, 근육혈류량의 증가가 있다. 마지막으로 최대운동 중 순환계통의 변화는 최대심장박출량과 1회 박출량의 증가, 심박수의 변화(지구력 훈련에 관련된 선수의 최대심박수는 감소), 최대유산소능력의 향상, 총 근육혈류량의 증가가 있다.

제8절 체온조절 기전

1 열 생성과 열 손실

항온동물은 일정하게 심부체온을 유지하는 동물로 체온을 일정하게 유지하기 위해서는 열 생성과 열 손실의 비율이 일치해야한다. 따라서 열 생성은 대사과정을 통해 내부의 열을 생성하며 수의적(운동)과 불수의적(오한, 근육의 떨림, 호르몬의 분비에 의한 생화학적 열 생성)으로 나뉜다.

신체로부터의 열 손실은 다음과 같은 네 가지 과정을 거쳐 발생한다.

- 복사: 서로 다른 물체의 표면으로 물리적 접촉 없이 열전달
- 전도: 직접적인 분자 접촉을 통한 한 물질에서 다른 물질로의 열 이동
- 대류: 열이 한 장소에서 다른 장소로 이동되는 것
- 증발: 운동 중 열 발산을 위한 땀의 증발로 열이 제거

2 체온조절과 운동

운동 시 체온조절은 간뇌의 시상하부에서 체온조절중추를 작동하며 수의적 근육운동 및 불수의적(떨림) 운동으로 열을 생성한다. 증가 된 체온을 피부혈관 확장과 발한(땀)으로 열을 발산하며 음성피드백으로 체온이 증가하면 발한증가, 피부혈류 증가하고 체온이 감소되면 떨림, 피부혈류 감소가 일어난다.

고온에서의 운동 시 생리적 반응으로는 근육과 피부의 혈류요구량 증가(지구력 저하)되며 이는 정맥환류량 감소, 1회 박출량 감소, 심박수 증가와 최대산소섭취량 감소, 동정맥산소차 감소가 일어난다. 또한 체내 수분손실로 인한 혈액 농축은 활동근의 혈류감소로 근피로, 피부혈류 감소를 나타내며 체온의 과도한 상승과 근혈류량의 감소는 젖산제거율을 감소시켜 혈중 젖산농도 상승, 그리고 혈상량 감소로 인해 1회 박출량 감소와 혈압 감소(순환기능의 저하)가 일어난다.

고온에서의 생리적 순응으로는 반복되는 열 자극을 통해 체온조절기능에 적응하며 열 내성을 증가시키는 생리적인 적응현상을 열 순응이라고 한다. 또한 피부혈류 증가와 발한반응 촉진으로 열을 효과적으로 제거되며 최대하 운동 중 열 순응의 결과로 심박수와 심부온도를 감소시킨다. 마지막으로 열 순응의 생리적 반응 현상으로는 혈장량 증가, 발한률 증가, 발한 시점의 조기화, 피부의 혈류량 감소, 땀에 의한 염분 손실 감소가 일어난다.

02장 운동역학

제1절 운동역학의 개념

1 운동역학의 정의

연구하는 대상의 움직임 상태에 따라 정역학(statics)과 동역학(dynamics)으로 구분하고 있으며, 연구하는 내용으로 분류하면 운동학(kinematics)과 운동역학(kinetics)으로 구분된다.

정역학(statics)은 연구 대상이 정적인 상태로서 연구 체계가 받는 모든 힘의 합이 0일 때의 연구를 의미하며, 물체에 작용하는 모든 힘이 평형을 이루고 있고 회전이 발생하지 않을 때이며, 물체가 일정한 속도로 움직이거나, 정지하고 있을 때 연구를 말한다. 반면 동역학(dynamics)은 연구 대상이 동적인 상태로서 연구 체계가 받는 모든 힘의 합이 0이 아닌 경우로 항상 가속도가 발생하는 상황이다.

운동학(kinematics)은 인체 운동을 변위, 속도, 가속도 등을 이용하여 설명하고 있는 학문으로 인체 운동을 무게중심, 관절각 등을 이용하여 설명하고 있으며 운동역학(kinetics)은 운동 중 인체에 작용하는 힘과 그 힘에 의한 움직임 자체의 운동 현상들을 규명하는 학문으로 정의된다.

2 운동역학의 필요성 및 목적

운동역학의 필요성으로 첫 번째는 인체의 움직임은 과학적 역학 법칙을 따르고 있다는 것이다. 이는 운동역학적 이해 없이 인체 움직임의 설명이 불가하며, 인체 운동은 기본적으로 움직임이 관여하기 때문에 역학적 법칙을 따른다고 본다. 두 번째, 인체 움직임의 원리를 이해하는데 필수적인 학문이다. 수행자는 역학적 원리의 이해를 통해서 보다 효과적으로 운동 수행이 가능하며, 지도자는 역학적 원리 적용을 통해 효과적인 운동 지도가 가능하다. 세 번째 효과적인 운동을 위해 운동 동작의 효과적 수행에 대한 역학적 근거 제시가 필요하다. 즉, 효과적인 동작 수행의 역학적 근거와 수행 지침 제공에 필요하고, 운동 수행력 향상과 기술 개발, 상해 예방 등에 대한 과학적 기초 자료 제공이 가능하다.

운동역학의 목적은 크게 세 가지로 구분할 수 있다. 첫 번째, 운동기술의 향상으로 운동 수행의 최적화 및 경기력의 극대화를 추구한다. 두 번째, 안전성의 향상은 상해의 원인을 분석할 수 있고, 이를 예방할 수 있는 동작 방법 제시가 가능해지며, 보호를 위한 상해 예방 기구 개발에 목적이 있다. 세 번째, 운동 용기구의 개발로 수행력 향상을 위한 각종 운동 도구 개발 목적이 있다.

3 질적 분석 방법과 양적 분석 방법

운동역학의 연구방법은 질적분석 방법(정성적 분석;qualitative analysis)과 양적 분석 방법(정량적 분석;quantitative analysis)으로 나눌 수 있다. 먼저 질적 분석 방법(정성적 분석;qualitative analysis)은 어느 부분도 계산하거나 측정하지 않고, 비수학적으로 운동을 묘사하는 방법(영상 장비 이용 등)이라고 할 수 있다. 또한 동작 관찰과 오류의 발견(시각, 청각, 촉각, 근감각 관찰)이 가능하고, 분석 결과에 따른 지도에 좋은 방법이다. 반면 양적 분석 방법(정량적 분석;quantitative analysis)은 어떤 움직임이나 그 운동의 일부분을 묘사하는 객관화된 수치적 자료를 이용하는 방법으로 질적 분석과 달리 주관적인 판단을 배재하고 객관적이고 정확한 정보를 수집할 수 있다.

1편 스포츠재활

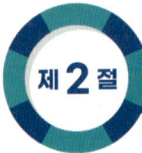

제2절 해부학적 기초

1 인체해부학적 자세와 방향 용어

인체의 해부학적 자세의 정의는 정면을 바라보고 양 팔을 몸통 옆에 늘어뜨린 채 자연스럽게 선 자세에서 양 발은 11자로 나란히 하고, 손바닥이 전면을 향하도록 하는 자세로 해부학적 자세에서 상부는 머리 쪽 하부는 발끝을 의미한다. 인체 해부학적 방향에 대한 용어의 정의는 다음과 같다.

용어	정의	용어	정의
전	인체의 앞면에 보다 가까운 쪽	상	머리에 보다 가까운 쪽
후	인체의 뒷면에 보다 가까운 쪽	하	머리로부터 보다 아래에 있는 쪽
내측	인체의 중심선에 보다 가까운 쪽	근위	몸통 부위에 보다 가까운 쪽
외측	인체의 중심선에 보다 먼 쪽	원위	몸통 부위에 보다 먼 쪽
표층	인체의 표면에 가까운 쪽	기점	근수축시 움직이지 않고 있는 쪽
심층	인체의 표면으로부터 안 쪽	착점	근수축시 움직이는 쪽

2 인체의 축(axis)과 운동면(plane)

관절을 통과하는 가상의 회전축은 전후면 또는 시상면과 수직을 이루는 전후축 또는 시상축(Mediolateral, frontalhorizontal)과 좌우면 또는 전두면과 수직을 이루는 좌우축 또는 전두축(Anterioposterior, sagital-horizontal) 그리고 수평면 또는 횡단면과 수직을 이루는 수직축 또는 장축(Longitudinal, Vertical)으로 구분된다.

질량에 의해 신체를 나눈 3가지 수직면은 인체의 전후로 형성되어 인체를 좌우로 나누는 평면인 전후면 또는 시상면(Sagittal plane)과 인체의 좌우로 형성되어 인체를 앞뒤로 나누는 평면인 좌우면 또는 전두면(Frontal plane) 그리고 인체를 횡단하여 인체를 상하로 나누는 평면인 수평면 또는 횡단면(Transverse plane)으로 구분된다.

운동축과 운동면의 관계로 좌우축과 전후면의 운동으로는 사이클의 다리동작, 앞/뒤 공중돌기, 윗몸일으키기 등을 예로들 수 있으며 전후축과 좌우면의 운동으로는 옆 돌기, 팔 벌려 뛰기 등을, 장축과 횡단면의 운동으로는 피겨스케이트의 스핀, 야구의 스윙, 좌우로 머리 돌리기 등을 예로 들 수 있다.

3 관절 운동

1) 좌우축을 중심으로 전후면 상에서의 운동

운동	정의
굴곡	관절을 형성하는 두 분절사이의 각이 감소하는 굽힘 운동
신전	굴곡의 반대운동으로 두 분절 사이의 각이 증가하는 운동
과신전	과도하게 신전되는 동작
배측굴곡	발목관절 주위에서 발등이 하퇴에 가까워지는 동작
족저굴곡	발바닥이 하퇴로부터 멀어지는 동작

2) 전후축을 중심으로 좌우면 상에서의 운동

운동	정의
외전	중심선으로부터 인체 분절이 멀어지는 동작
내전	인체 분절이 중심선에 가까워지는 동작
내번	발의 장축을 축으로 발바닥을 내측으로 돌리는 동작
외번	발의 장축을 축으로 발바닥을 외측으로 돌리는 동작
거상	견갑대를 좌우면 상에서 위로 들어 올리는 운동
강하	거상의 반대로 견갑대를 아래로 내리는 운동
척골굴곡	해부학적 자세에서 손을 새끼손가락 쪽으로 굽히는 운동
요골굴곡	해부학적 자세에서 손을 엄지손가락 쪽으로 굽히는 운동
외측굴곡	척추가 좌우면상에서 측면으로 굽히는 동작
내측굴곡	외측굴곡의 반대동작

3) 장축을 중심으로 횡단면 상에서의 운동

운동	정의
회전	인체 분절의 장축을 중심으로 분절내의 모든 점이 동일한 각거리로 이동하는 운동
내측회전 또는 내선	몸의 중심선으로의 회전
외측회전 또는 외선	몸의 중심선으로부터 바깥쪽으로 하는 회전
수평외전	좌우면이 아닌 수평면에서 이루어지는 외전
수평내전	좌우면이 아닌 수평면에서 이루어지는 내전
회내	전완이 내측 회전하는 동작(손등을 전방으로 돌림)
회외	전완이 외측 회전하는 동작(손바닥이 바깥으로 향함)

4) 회전축에 따른 가동 관절의 종류

무축 관절	미끄럼 관절 (활주 관절)	• 표면이 서로 평평하거나 약간 오목하고 볼록한 표면이 마주보는 구조 • 관절이 미끄러지며 운동이 발생 (예 손목뼈, 발목뼈, 견쇄 관절)
1축성 관절 (자유도1)	경첩 관절 (접번 관절)	• 경첩처럼 볼록한 표면이 오목한 표면과 마주한 구조 • 굴곡, 신전운동에 사용(예 팔꿈치, 무릎, 손가락 관절)
1축성 관절 (자유도1)	중쇠 관절 (차축 관절)	• 세로축 방향으로 형성된 오목한 뼈에 축모양의 돌기를 가진 뼈가 회전하는 구조 • 회전 운동에 사용 (예 팔꿈치에서 아래팔이 회내 혹은 회외 동작 시)
2축성 관절 (자유도2)	타원 관절 (과상 관절)	• 타원 모양의 오목한 뼈의 면이 타원형이 볼록한 뼈의 면과 만나는 형태 • 타원의 장축과 단축을 중심으로 회전하는 운동에 사용 (예 손목 관절)
2축성 관절 (자유도2)	안장 관절 (안상 관절)	• 한쪽 관절 표면이 한 방향은 오목하게 들어가 있고 다른 쪽은 볼록하게 나와 있는 구조 • 굽힘, 신전, 모음, 벌림 운동에 사용 (예 손목 손바닥뼈 관절)
3축성 관절 (자유도3)	절구 관절	• 공 모양의 뼈머리가 절구처럼 오목하게 들어가 뼈에 끼워진 구조 • 모든 운동면에서 회전이 가능한 운동에 사용 (예 어깨 관절, 엉덩 관절)

※ 자유도란 관절에서 허용되는 독립적인 움직임 방향의 수를 의미하며, 이는 하나의 관절이 움직일 때 몇 개의 운동면에서 관절운동이 가능한지를 뜻함

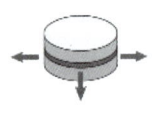
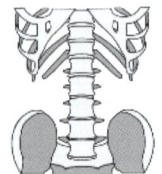
활주 관절

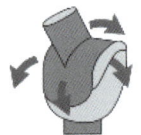
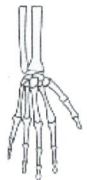
안장 관절

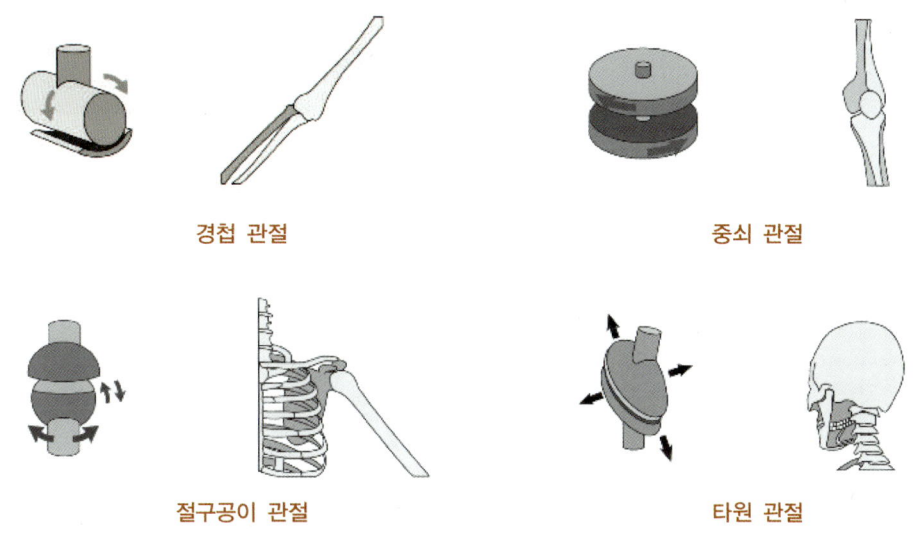

경첩 관절　　　　　중쇠 관절

절구공이 관절　　　타원 관절

그림 2.1 회전축에 따른 가동 관절의 종류

4 운동의 형태

운동의 형태로는 선운동과 각운동 그리고 선운동과 각운동이 동시에 일어나는 복합운동으로 구분할 수 있다. 먼저 선운동(linear motion)은 병진운동(translatory motion, translation)이라고도 부르며 인체 또는 물체의 모든 부분이 일정한 시간 동안 같은 거리, 방향으로 움직이는 운동으로 신체의 특정한 지점이 동일한 시간에 같은 거리를 평행하게 움직였는가를 파악하며 무게중심이 직선으로 움직이는 직선 선운동(Rectilinear)과 무게중심이 곡선으로 움직이는 곡선운동(Curvilinear)으로 구분한다. 또한 물체의 질량중심점으로 힘이 작용했을 때 선운동이 발생한다.

각운동(Angular motion)은 회전축이라고 부르는 가상의 선 주위를 회전하는 운동으로 인체 또는 물체의 모든 부분이 회전축에 대하여 동일한 시간에 동일한 각도로 움직이는 운동으로 회전축은 인체 내외부에 존재(회전운동, 스핀, 스윙, 원운동 등으로도 표현)하며 모든 각운동은 관절을 축으로 하여 발생한다.

복합운동은 선운동(병진운동)과 각운동(회전운동)이 동시에 일어나는 운동으로 대부분의 인체 운동은 복합운동이기 때문에 일반운동이라고 한다(스포츠 현장에서의 운동이 해당)

제3절 인체역학

1 질량과 무게

질량은 인체뿐만 아니라 모든 물체에 존재하고 있는 불변의 물리량으로 물체의 질량은 위치에 상관없이 크기가 변하지 않으며 외부의 힘으로부터 물체를 가속하기 어렵게 만드는 특성이 있다. 따라서 물체가 갖는 관성의 척도를 말한다.

무게는 물체에 작용하는 중력의 크기로 장소에 따라 달라지는 상대적인 값으로 질량과 중력가속도의 곱으로 이루어진다. 질량은 스칼라량이고 무게는 벡터양이다.

무게중심은 물체의 전체 무게가 모여 있다고 가정할 수 있는 가상의 점으로 물체 각 부분의 무게로 인한 회전력은 무게중심점에 대하여 균형을 이룬다. 무게중심(회전축)에 대한 회전력의 합이 0이 된다.

인체의 무게중심은 인체 각 분절마다 무게중심 존재, 이러한 분절들은 무게가 균형을 이루는 점이 전신의 무게중심(신체중심)으로 자세에 따라 분절의 상대적 위치가 변하고, 무게중심도 수시로 변하며, 신체 외부에도 존재한다. 참고로 남성보다 여성의 무게중심이 낮고, 동양인의 무게중심이 서양인보다 낮으며, 유아는 성인보다 높다.

인체운동과 신체중심으로 신체중심은 전신의 운동을 대표하며 각 분절에 작용하는 중력의 영향을 모두 합하면 전신의 무게가 신체중심에 작용한 효과와 동일하다. 공중 동작에서 회전축은 신체중심을 지나며 신체중심의 위치는 인체 평형과 안정성에 영향을 미친다.

2 인체 평형과 안정성

안정성을 결정하는 요인으로 안정의 원리는 안정성이 높으면 물체나 인체를 넘어뜨리기 어려우며 외부의 힘(중력, 마찰력 등)에 의한 회전력은 안정성을 깨뜨리는 요인이다. 또한 무게중심의 연직선이 지지면 내에 있으면 안정상태가 유지된다.

기저면이란 인체 또는 물체가 지면과 접촉하는 각 점들로 연결된 전체 면적으로 외부의 힘이 기저면 내에 작용하면 회전력이 발생하지 않지만 기저면 밖에서 작용하면 회전운동을 일으켜 안정을 깨뜨린다. 따라서 기저면이 넓을수록 물체의 안정성이 높아진다.

무게중심의 높이는 낮을수록 안정성이 높으며 무게중심이 높을수록 무게중심이 기저면 밖으로 쉽게 벗어나기 때문에 안정성은 낮다.

무게중심선의 위치 로 무게중심의 연직선(수직선)이 기저면의 중앙에 가까울수록 안정성이 높다. 즉 무게중심이 기저면의 모서리에 가까울수록 안정성은 낮음을 의미하며 무게중심이 중앙에 가까울수록 기저면을 벗어나는데 큰 일이 요구한다.

안정성에 영향을 미치는 그 밖의 요인으로는 동일한 조건일 때, 질량이 클수록 안전성이 증가와 지면과의 마찰력이 클수록 안정성이 증가를 예로들 수 있다. 안정성을 높이는 동작 전략으로는 신체중심을 낮게 유지, 기저면을 넓게 유지, 신체중심을 기저면의 중앙에 근접하게 유지가 있다.

3 인체 지레

인체는 근수축력과 분질의 사동릭을 이용하여 지레, 바퀴와 축, 도르래 등과 같은 간단한 기계적 작용을 수행하며 모든 지레는 힘점, 저항점, 받침점(회전축)이 존재하는데 특히 인체의 경우에는 분절이 지렛대의 역할을 수행한다. 또한 움직이는 근육의 정지점에는 힘점, 움직이는 분절의 무게중심에는 저항점, 운동하는 관절은 받침점이 위치 한다.

인체 지레의 3요소는 축(관절), 저항점(분절의 무게중심-뼈: 지렛대 역할), 힘점(주동근의 착점)으로 구분지을 수 있으며 힘팔은 힘이 작용되는 지점에서부터 축까지의 수직거리를 저항팔은 저항이 작용하는 지점에서 축까지의 수직거리라고 할 수 있다.

구분	내용
힘점	근육 부착점
작용점	저항점, 무게
받침점	관절 축
지렛대	뼈

1) 지레의 종류와 특징

1종 지레는 가위와 같이 작용점(R)과 힘점(F) 사이에 받침점(A)이 있는 지레로 가운데 받침점이 있는 유형이며 시소, 저울, 연탄집게, 손톱깎이 등을 예로 들 수 있다.

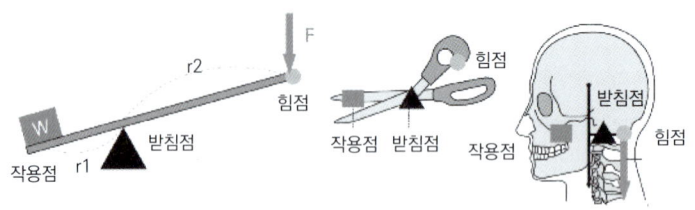

그림 2.2 지레 종류 1종

2종 지레는 종이절단기처럼 받침점과 힘점 사이에 작용점이 있는 유형의 지레로 작용점이 가운데 있으며 힘팔(FA)이 작용팔(RA)보다 항상 크고 뒤꿈치들기, 팔굽혀펴기 동작 등을 예로 들 수 있다.

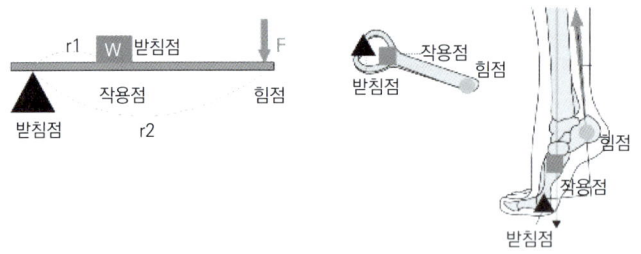

그림 2.3 지레 종류 2종

3종 지레는 핀셋과 같이 힘이 작용점과 받침점 사이에서 작용되는 즉, 가운데서 힘이 작용되는 유형의 지레로 힘이 가운데 있기 때문에 작용팔(RA)이 항상 크며 기구를 갖고 운동하는 대부분의 운동이 해당되며 대표적인 동작이 바벨 운동 등을 예로 들 수 있다.

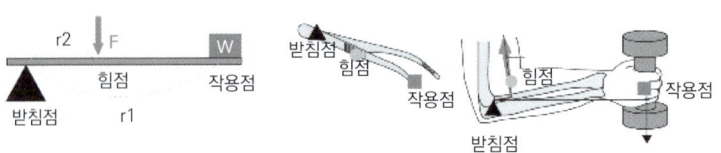

그림 2.4 지레 종류 3종

제 4 절 운동학의 스포츠 적용

1 거리와 변위

거리는 물체가 한 위치에서 다른 위치로 이동하였을 때 그 물체가 지나간 궤적의 총 길이를 말하며 크기가 나타내는 스칼라량이다. 즉, 물체의 처음 위치부터 마지막 위치까지 운동 경로에 따른 길이의 측정치라고 할 수 있다.

변위란 이동거리라는 크기에 방향성을 더한 물리량으로 그 물체의 이동시점과 종점 사이의 직선거리를 말하며 크기와 방향을 나타내는 벡터량이다. 즉, 처음위치부터 마지막 위치로의 방향과 직선거리를 나타내는 벡터의 양을 말한다.

거리와 변위의 차이는 거리는 방향성은 없고 크기만 존재하며 변위는 방향성과 크기 모두 존재한다. 예를 들면 20m 왕복달리기를 해 원래 위치로 돌아온 경우, 방향성이 없는 거리는 이동 거리를 모두 합친 40m가 된다. 또 다른 예로 방향성을 지닌 변위는 처음 이동한 변위(+20m)와 원래 위치로 돌아온 변위(-20m)가 합쳐져 0m가 된다.

2 속력과 속도

속력(speed)은 방향성이 없고 단순히 빠르기를 의미하며 속력의 단위에는 m/s, cm/s, m/min, km/h 등을 사용한다. 크기만 나타내는 스칼라량으로 속력＝이동거리/소요시간으로 계산되며 단위시간에 움직인 거리를 나타내는 스칼라량이다.

속도(velocity)는 물체의 빠르기와 이동한 방향을 함께 나타낸다는 점에서 속력과 차이가 있으며 속도의 단위는 속력과 동일하다. 크기와 방향을 나타내는 벡터량으로서 속도 = 변위/소요시간 또는 나중위치 - 처음위치/나중시간 - 처음시간으로 계산되며 단위시간에 움직인 변위(직선거리)를 나타내는 벡터량이다.

속력과 속도의 차이점으로 일상에서는 속력과 속도는 구분 없이 사용하지만 역학적 측면에서 속력과 속도는 구분된다. 예를 들어 20초에 20m 왕복달리기를 한 경우, 속력은 초속

2m/s(40m/20초)가 되지만, 속도는 초속 0m[0m/20초 또는 2 + (-2)m/s]가 된다.

평균 속력/속도는 전체 구간의 평균적인 속력/속도로 예를들어 100m를 10초에 달린 경우, 평균적인 속력/속도는 10m/s가 된다. 반면 순간 속력/속도는 특정 순간(아주 짧은 시간 간격)의 속력/속도를 말한다.

3 가속도

가속도란 단위 시간에 따른 속도의 변화율, 단위 시간에 대한 속도의 변화량을 의미하며 속도의 크기 변화나 방향 변화 혹은 크기와 방향의 변화를 고려한 벡터량이다. 평균 가속도와 순간 가속도의 개념은 속도와 동일하며 가속도의 방향은 합력의 방향과 항상 같다. 가속도의 단위는 m/s^2 이다.

- 가속도(m/s^2) = (종속도−초속도)/소요시간 또는 나중속도 − 처음속도/나중시간 − 처음시간

중력 가속도란 가속도 중에 물체가 중력만 받고 움직일 때 생기는 가속도를 의미하며 중력가속도는 $9.807m/s^2$ 이다.

4 투사체

투사체란 공중으로 던져진(투사) 물체로 오직 중력만 작용하며 궤적은 투사체의 비행경로를 말한다. 투사체의 포물선 운동으로 투사체는 좌우대칭의 포물선 운동이며 투사체 운동은 수평과 수직운동으로 구분되고 두 운동이 합쳐져 궤적이 결정한다. 여기서 수평운동은 초기 수평 투사속도가 일정하게 유지되는 등속운동을 말하며 물체 작용의 힘이 없음, 수평방향으로 가속도는 0, 등속운동으로 시간당 수평으로 이동한 거리가 일정하다. 반면 수직운동은 초기 수직 투사속도가 일정한 비율로 증가/감소하는 등가속도 운동으로 아래 방향으로 중력의 영향을 받으며 정점에서 수직방향의 속도는 0m/s으로 수직가속도는 중력가속도와 같다.

투사체 운동에 영향을 미치는 요인으로 투사속도, 투사각도, 투사높이가 있는데 투사속도는 비거리와 정점의 높이에 영향(궤적 각도)을 받으며 비거리는 수평속도와 수직속도가 모두

영향을, 상승 높이는 수직속도가 클수록 증가한다. 반면 투사각도는 수평선에 대한 각도로 수평속도와 수직속도를 결정하며 투사높이는 지면에서 높은 곳에서 던질수록 비거리가 증가한다.

5 각운동

각운동의 운동학은 회전운동이나 각운동을 다루게 되는데 기본 개념은 직선운동과 매우 밀접한 관계를 가지고 있으며 각도의 단위는 도(degree), 라디안(radian), 회전(revolution)로 나타낸다. 각운동의 요소로서 각위치는 특정 시점에 물체가 특정 축에 대하여 만드는 각도이며 각거리는 물체가 한 지점에서 다른 지점으로 이동하였을 때 물체가 이동한 경로를 측정한 총각도의 크기를 나타낸다. 반면 각변위란 처음 각위치와 나중 각위치가 이루는 각도로 회전하는 물체의 각위치 변화량을 의미한다.

각속력과 각속도의 개념으로 각속력은 각거리/소요시간(각거리는 0~360도)으로 방향성이 없고 단순히 빠르기를 나타내는 각속도의 절댓값을 의미한다. 각속도는 각변위/소요시간으로 크기와 방향 모두 포함하며 각가속도는 각속도의 크기나 방향의 변화로 계산식은 (마지막 각속도 - 처음 각속도)/시간으로 나타낸다.

6 인체운동과 각속도(각속력)

분절 운동은 관절을 축으로 한 회전운동으로, 분절의 각속도는 분절이나 도구의 선속도에 영향을 미치며 예를 들어 야구 배팅 시 몸통의 각속도가 클수록 배트의 회전속도가 증가하여 결국 배트 끝의 선속도도 증가한다. 도한 공중회전에 이은 착지 동작에서 인체의 각속도는 착지의 안정성에 영향을 미치는데 체조의 공중돌기 후 전신의 각속도가 지나치게 크면 착지 안정성이 감소하며 안정된 착지를 위해 착지 전 웅크린 몸을 펴며 각속도를 감소한다.

선속도와 각속도의 관계는 회전하는 물체의 선속도는 각속도와 회전반경의 곱으로 결정되며 각속도가 동일하다면 회전축으로부터 가까운 지점의 선속도 보다 먼 지점의 선속도가 더 크며 이는 회전반경이 클수록 선속도가 크다는 것을 의미한다. 예를 들면 골프 스윙에서 클럽의 회전속도(각속도)가 동일하다면, 길이가 긴 클럽의 선속도가 짧은 클럽의 선속도보다 크며, 공을 보다 멀리 보낼 수 있다는 것을 알 수 있다.

제 5 절 운동역학의 스포츠 적용

1 힘의 특성과 작용

힘의 정의는 물체를 특정 방향으로 밀거나 당길 때 작용하는 물리량으로 힘은 밀거나 당겨서 사람이나 물체의 운동 상태를 변화시키거나 또는 변화시키려는 경향을 말한다. 또한 물체의 변형을 일으키기도 하며 힘의 단위는 N(뉴턴) 또는 kg·m/s^{2}로 나타낸다.

힘의 특성으로는 스칼라와 벡터가 있으며 스칼라는 크기만 존재(거리, 속력 등)하며 벡터는 크기와 방향이 존재(변위, 속도, 가속도, 힘 등)한다

힘의 구성요소로 크기와 방향을 지닌 벡터 물리량, 즉, 합성과 분해가 가능하며 크기(화살표의 길이), 방향(특정 축에 대해 이루는 각도), 작용점(화살표의 시작점), 작용선(화살표의 연장선)이 있다. 따라서 크기나 방향이 다른 힘은 물체에 미치는 영향도 달라지며 크기와 방향이 같은 힘이라도 작용점이나 작용선이 다르면 물체에 미치는 영향도 달라진다.

2 힘의 종류

힘의 종류에는 근력과 중력, 마찰력 그리고 양력으로 나타내 수 있다. 근력은 근육 수축에 의하여 생기는 근육의 힘으로 근수축의 형태는 아래와 같이 정리할 수 있다.

근수축의 형태		설명	근력과 외부힘 비교	예 암컬 동작에서 상완이두근 예 팔씨름, 줄다리기
등척성 수축		길이가 유지됨	근력 = 외부 힘	중량을 들고 유지
				서로 평평히 맞설 때
등장성 수축	단축성 수축	근육이 짧아짐	근력 > 외부 힘	중량을 위로 들어 올릴 때
				상대를 끌어당길 때
	신장성 수축	근육이 길어짐	근력 < 외부 힘	중량을 아래로 내릴 때
				상대에게 끌려갈 때
등속성 수축		근육이 일정한 속도로 수축하는 경우		

중력은 물체에 작용하는 지구 중심 방향으로 끌어당기는 힘으로 스포츠 활동은 중력의 영향을 항상 받는다. 중력의 크기는 물체의 무게와 중력가속도(약 $9.8m/s^2$)의 곱으로 결정된다.

마찰력은 물체가 다른 물체와 접촉하면서 표면과 평행하게 작용하는 힘으로 움직이는 방향의 반대방향으로 작용한다. 크기는 마찰계수와 표면에 직각으로 작용하는 힘의 곱으로 결정하는데 마찰계수는 접촉면의 형태나 성분에 따라 결정되며 표면이 거칠수록 마찰계수는 증가한다. 또한 수직항력이 클수록 마찰력은 증가하며 접촉 면적은 마찰력에 영향을 미치지 않는다.

양력은 유체(공기나 물)속의 물체에 운동방향의 수직방향으로 작용하는 힘으로 물체 모양에 따라 위아래를 지나는 공기의 흐름차이(베르누이 원리)를 말한다. 예를 들면 속도가 빠를수록 압력이 낮아지며(저기압대 - 기류가속) 속도가 느릴수록 압력이 높아진다(고기압대 - 기류감속).

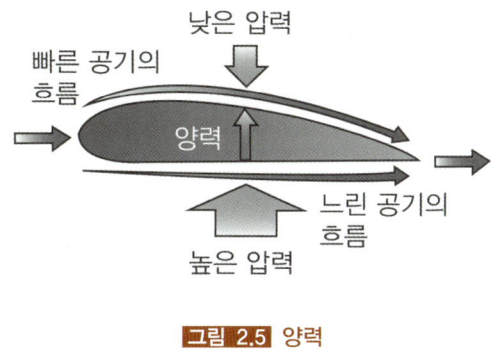

그림 2.5 양력

마그누스 효과는 물체가 회전하면서 유체 속을 진행할 때 압력이 높은 곳에 낮은 곳으로 양력이 작용하여 경로가 휘어지는 현상을 이야기 한다.

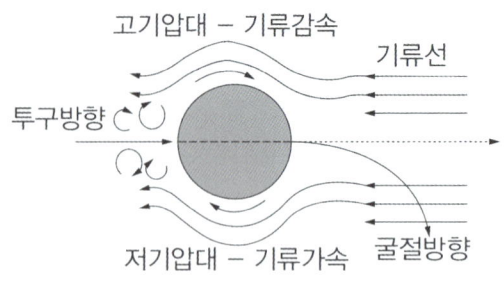

그림 2.6 마그누스 효과

3 뉴턴의 선 운동 법칙

제1 운동법칙인 관성의 법칙은 외력이 작용하지 않는 한 물체나 인체는 원래의 운동 상태를 그대로 유지되며 외력이 작용하지 않는다는 것은 모든 힘들의 합이 0을 의미한다. 원래의 운동 상태를 유지한다는 것은 정지된 물체는 계속 정지해 있고 운동하는 물체는 원래의 속도 유지한다는 것이다. 관성은 외부의 힘에 저항하며 원래의 운동 상태를 유지하려는 특성을 가지고 있으며 선 운동에서 관성의 크기는 질량으로 나타내며 각운동에서 관성의 크기는 관성모멘트(질량과 질량의 분포로 결정)로 나타낸다. 즉, 물체의 관성이 클수록 물체를 움직이는데 큰 힘이 요구된다는 것이다.

제2 운동법칙인 가속도의 법칙은 물체에 힘을 가하면 힘이 작용한 방향으로 가속도가 발생하며 가속도는 물체에 가해진 힘에 비례한다(힘 = 질량×가속도($F = m \cdot a$)). 물체의 힘이 작용하면 운동 상태가 변화하고 이 변화는 물체의 빠르기와 운동 방향을 포함한다. 즉, 가속도는 힘에 비례하며 질량에 반비례한다.

제3 운동법칙인 작용 – 반작용의 법칙은 A가 B에 힘을 가하면(작용력) B도 A에게 크기가 같고 방향이 반대인 힘(반작용)이 작용한다고 정의할 수 있다. 힘은 작용과 반작용의 형태로 항상 함께 작용하며 작용과 반작용은 서로 다른 물체에 작용하기 때문에 상쇄되지 않는다. 따라서 작용과 반작용의 크기는 같지만, 질량의 차이 때문에 그 효과는 다를 수 있다.

4 선운동량과 충격량

운동량은 물체가 가지고 있는 운동의 양으로서 질량과 선속도의 곱으로 결정되며((선)운동량 = 질량×속도) 단위는 kg·m/s로 나타낸다. 또한 질량과 속도가 클수록 물체의 운동량은 증가한다.

충격량은 일정 시간동안 어떤 물체에 작용한 힘의 총합((선)충격량 = 힘×시간)으로 단위는 kg·m/s로 나타낸다. 따라서 큰 힘을 오랫동안 물체에 작용할수록 충격량은 증가한다.

운동량과 충격량의 관계는 물체에 작용한 충격량은 물체의 운동량의 변화량과 같으며 반대로, 운동량의 변화량은 물체 작용한 충격량과 같다. 따라서 추진 방향의 충격량은 운동량을 증가시키고, 반대 방향의 충격량은 운동량을 감소시킨다.

5 충돌

충돌은 두 물체가 충돌될 때 각각의 물체는 일시적으로 압축되며 변형되지만 탄성에 의해 원래의 형태로 복원하려는 성질이 존재한다. 이에 탄성력은 외력에 의해 일시적으로 변형된 물체가 원래의 모양으로 돌아가려는 힘을 나타내며 충돌 시 두 개의 물체 속도 변화는 각각의 질량에 반비례한다.

탄성계수란 출동 후의 상대속도(분리속도)÷충돌 전의 상대속도(접근속도)이며 탄성계수 영향 요인은 표면(충돌체)의 재질, 충격 강도, 충격 속도, 온도(저온일수록 탄성력이 낮음) 등이 있다.

6 각운동의 운동역학적 분석

토크란 물체를 회전시켜 각운동량을 만드는 힘을 말하며, 돌림 힘 또는 회전력이라고 한다. 토크의 크기는 작용된 힘, 힘의 연장선, 회전중심 사이의 수직거리에 비례하며 외부의 토크를 가하지 않으면 각운동량은 보존된다는 운동량 보존 법칙이 적용된다.

토크의 크기는 힘의 크기와 모멘트 암의 곱으로 결정(토크(T) = 모멘트 암(d)×힘(F))되며 회전축에 대한 힘 작용선의 위치에 따라 회전 방향이 결정된다.

인체 운동과 토크 적용으로는 인체 운동의 많은 부분이 관절을 축으로 한 분절의 회전운동으로 구성되며 근력에 의한 추진 토크와 외부 저항에 의한 저항 토크의 관계에 의해 움직임이 결정된다. 즉, 추진토크(내부 토크)는 근력×관절에 대한 근력의 모멘트 암이며 저항토크(외부 토크)는 저항부하×관절에 대한 저항부하의 모멘트 암으로 나타내며 저항부하에는 외부의 저항과 함께 분절 자체의 무게도 포함한다.

7 관성모멘트

관성모멘트의 정의는 외부의 토크가 회전 운동을 변화시키려 할 때 저항하는 물체의 회전관성이며 물체의 질량과 회전축에 대한 질량의 분포에 의해 결정된다. 또한 질량이 크거나 회전축으로부터 멀리 분포할수록 관성모멘트가 크다.

인체 및 스포츠에서 관성모멘트는 자세 변화에 따라 회전축에 대한 분절의 상대적 위치도 변하기 때문에 전신의 관성모멘트는 변하며 회전축의 방향에 따라 관성모멘트는 차이가 있다. 즉, 회전축의 위치에 따라 관성 모멘트로 달라진다. 예를 들면 피겨스케이팅의 스핀동작에서 팔을 몸통에 가깝게 붙이면 관성모멘트가 감소하여 회전속도가 증가하며 다이빙 입수 전 몸을 펴면 관성모멘트가 증가하여 회전속도가 감소하고 입수동작을 조절하기 쉽다는 것을 알 수 있다.

8 각운동량 보존 및 전이

각운동량 보존의 법칙은 물체로 이루어진 체계의 각운동량은 보존(모든 외부 토크의 합이 0일 때)되며 물체나 인체의 투사체 운동에서 각운동량은 그대로 유지(공기저항 무시)된다. 각운동량이 보존되는 상황에서 관성모멘트와 각속도를 곱한 전체 값은 일정하며 각운동량이 보존될 때, 관성모멘트를 변화시켜 각속도를 변화시킬 수 있다. 또한 관성모멘트와 각속도는 반비례하는데 예를 들면 다이빙 입수 시 수면과 수직방향으로 몸을 최대로 신전시켜서 관성모멘트를 최대화하고 각속도를 최소화 시키는 것을 알 수 있다.

각운동량의 전이는 각운동량이 일정할 때 신체의 일부가 각운동량을 만들면 신체의 나머지 부분이 그것을 보상하게 되는 원리로 즉, 전체 각운동량이 일정할 때, 각운동량은 신체의 어떤 부분에서 다른 부분, 혹은 전체로 전이된다는 것이다. 따라서 각운동량이 보존되지 않을 시에도 각운동량 전이는 발생한다.

9 구심력과 원심력

구심력의 정의는 원운동을 발생시키는 원인으로 원 중심 방향으로 작용하는 힘으로 구심력은 질량과 선속도의 제곱에 비례하고, 반지름에 반비례한다. 반면 원심력은 원운동을 하는 물체가 바깥으로 벗어나려고 하는 경향을 나타내는 힘으로 구심력에 작용할 때 발생하는 힘으로 구심력이 사라지면 원심력도 사라진다.

구심력과 원심력의 성질로는 서로 정반대이며 정확한 원운동을 한다면 두 힘의 크기도 같다. 반면, 원심력이 구심력보다 크면 회전반경이 점점 커지는 원운동의 형태를 나타내게 되고, 반대로 구심력이 원심력보다 커지면 회전반경이 점점 작아지는 형태를 보이고 있다. 구심력의 방향은 속도의 방향과 항상 직각을 이루며, 원 중심인 구심 방향으로 작용한다.

제6절 일과 에너지

1 일(Work)과 일률(Power)

일의 개념은 물체에 힘을 작용하여 물체가 움직였다면, 작용한 힘이 물체에 일을 했다는 것을 의미하며(일 = 힘 × 변위(W = F · d)) 단위는 J(Joule, 주울) 또는 Nm/1J = 1Nm로 나타낸다. 힘이 물체가 움직이는 방향으로 움직였을 때는 양(+)의 일, 반대 방향으로 움직였을 때는 음(-)의 일이라고 나타낸다.

일률의 정의는 단위시간당 한 일의 양으로 역학적 일의 강도를 나타내는 지표로 사용된다

(일률 = 한 일 / 시간 = 힘 × 속도(P = F·v)). 일의 빠르기를 나타내는 물리량으로 단위는 Watt 혹은 J/s로 나타내며 파워는 순발력의 개념으로 이해하면 된다.

2 에너지(Energy)

에너지의 정의는 물체가 일을 할 수 있는 능력으로 단위는 J로 나타내며 운동에너지, 위치에너지, 탄성에너지 등으로 구분된다.

에너지의 종류 중 운동에너지는 운동하고 있는 물체가 가진 에너지를 말하며 움직이는 물체가 생기는 운동에너지는 그 운동체 속도의 제곱에 비례한다. 운동량은 속도에 비례, 운동에너지는 속도의 제곱에 비례관계를 나타낸다. 위치에너지는 물체의 위치에 따라 갖는 에너지이며 위치에너지는 운동에너지로 전환되어 일을 수행할 수 있으니 중력에 의한 위치에너지와 탄성에 의한 위치에너지가 있다. 중력에 의한 위치에너지는 높은 곳에 있는 물체가 높이에 따라 갖는 에너지를 말하며 중력으로 인해 물체가 가지는 에너지로 크기는 물체의 무게와 높이의 곱으로 결정된다. 탄성력에 의한 위치에너지는 탄성을 지닌 물체가 변형되었을 때 지니는 에너지이며 탄성에너지 또는 변형에너지라고 한다.

제7절 영상분석과 다양한 힘 측정 방법

1 영상분석의 개념

영상분석은 운동수행을 기록한 영상을 통해 시간과 위치 정보를 추출하고, 이를 통해 변위, 속도, 가속도 등의 운동 정보 분석하며 분절의 질량, 관성모멘트 자료와 외부의 힘 정보를 영상분석에 활용하면 인체 내부에서 작용하는 힘을 추정할 수 있다

1) 2차원 동작 영상분석

1개의 영상 기록을 통해 2차원의 평면상의 운동 분석을 할 수 있으며 운동 평면상의 실제 좌표와 영상 좌표 사이의 일정한 배율 관계를 이용한다. 단일 평면상에서 이루어지는 운동 동작(철봉의 대차돌기, 직선 걷기, 100m 달리기 등)의 분석에 활용되고 있다.

2) 3차원 동작 영상분석

2개 이상의 영상 기록을 통해 입체적인 3차원 공간상의 운동 분석을 할 수 있으며 2차원의 영상정보들 간의 관계를 이용해 3차원 공간 정보 추출된다. 야구 피칭, 골프 스윙 등의 공간상에서 입체적으로 이루어지는 운동의 분석에 활용되고 있다.

2 힘 측정 방법

지면반력기는 인체가 지면에 작용한 힘에 대한 반작용력인 지면반력을 측정하는 장비로 여러 개의 힘 변환기를 이용해 지면과의 접촉면에서 작용하는 모든 힘들이 합쳐진 하나의 합력을 측정히게 된다. 입력부포 측정기는 접촉면이 가 부분에 작용하는 입력을 측정하는 장비로 접촉면 전체를 단위 면적으로 분할하여 측정 센서를 장착해 개별 힘 측정할 수 있다. 등속성 동력계는 관절의 회전 운동 시 특정 각도에서 발생하는 토크를 측정하여 근력을 평가하는데 용의하며 등척성 또는 등속성 조건에서 측정이 가능하다.

1) 지면반력측정의 활용

지면반력은 중력과 더불어 인체 운동을 변화시키는 중요한 외력을 측정할 수 있으며 수직 방향의 지면반력은 중력과 함께 수직 방향의 운동 결정을 나타내며 전후 및 좌우 방향의 지면반력은 지면과의 마찰력을 의미하며 해당 방향의 운동 결정을 나타낸다. 이러한 현상은 뉴턴의 작용 – 반작용 법칙으로 설명될 수 있다.

지면반력을 통한 인체 운동 분석은 지면반력(전후, 좌우, 수직)을 통해 걷기, 달리기, 점프 동작 등에서 인체에 작용하는 충격력, 충격량 등을 분석할 수 있으며 지면반력이 작용하는 지점인 압력중심점을 통해 체중의 이동과 안정성 등이 분석될 수 있다.

3 근전도(Electromyography-EMG) 분석

근전도의 개념은 근육의 수축활동에서 발생하는 전기적 신호를 그래프로 나타낸 것으로 근육의 수축으로 인해 근전도 신호가 생성되는 것을 의미한다.

- 운동신경 활동전위가 근육의 흥분 유도 → 근섬유 활동전위 생성 → 근섬유 내 활동전위의 전파 → 운동단위의 활동전위 → 근전도의 측정

근전도의 측정 종류 중 표면전극법은 피부 표면에 전극을 부착하여 측정하는 방법이며 침전근 및 극세선전극법은 바늘이나 가는 전선을 근육에 직접 삽입하여 측정할 수 있다.

근전도의 분석과 활용방법으로 근육의 활동 여부(특정 동작에서 근육의 활동 분석)와 근육의 활동 정도(특정 동작에서 근육이 어느 정도 활동하는지 분석) 그리고 근육의 피로 정도(근육의 피로 상태 분석)를 분석할 수 있다.

· MEMO ·

03장 스포츠재활

제1절 스포츠재활이란

1 정의

스포츠 재활이란 다양한 신체 활동에서 발생한 상해를 예방하고 치료하는 것으로 전문 운동선수뿐만 아니라 일반인에 있어서도 빠르게 회복 할 수 있도록 하는 운동 프로그램을 의미한다. 또한 각종 사고나 스트레스에 의한 질병, 고령화에 따른 다양한 성인병에 있어서도 신체적, 심리적, 사회적 회복을 위한 전문적이고 체계적인 관리를 수행하는 것이다. 특히 일상에서의 자세불량, 직업에 따른 특정 근육의 과다 사용으로 인한 통증, 관절통, 수술 및 사고 후유증 등에 의한 문제와 비만, 고혈압, 당뇨병, 심장병과 같은 성인병을 예방하고 치료하기 위한 운동 프로그램을 의미한다.

스포츠재활의 대상자는 수술 후 회복(다양한 수술 후 회복을 위한 자), 신체활동 중 손상(골절, 염좌, 탈구등과 다양한 신경 손상 자), 신체 불균형(척추 편위), 거북목, O형 다리 등 근골격계 불균형자, 체력 약화(기초 체력이 약한 자), 성인병(비만, 고혈압, 당뇨병, 심장병 등의 질환자)을 가지고 있는 사람들을 대상으로 한다.

스포츠재활의 목표로는 통증의 감소 또는 최소화(지각, 상해 정도 등에 의해 결정), 중심안정화 확립(순발력과 근력의 효율적인 기능발휘), 신경근 조절의 재설정(자연스러운 동작을 위한 조절), 관절가동범위의 회복(정상적인 운동성을 위한 조절), 근력, 근지구력 등의 회복 또는 증가(운동전 신체기능 회복), 자세 안정성과 균형능력 향상(복잡한 운동기술 재 습득), 심폐기능 유지((건강수준 유지)등이 있다.

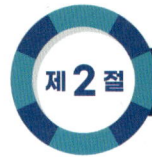

제 2 절 스포츠재활 프로그램

1 중심 안정화

동적인 자세조절의 향상과 요부골반둔부 복합체 주위의 근 조절을 통하여 근력, 파워, 신경근 조절, 근지구력의 효과적 이용을 향상시키고, 신체활동의 효율성 향상을 목적으로 한다.

재활 운동을 위한 요부골반둔부 복합체 근육으로는 요추근육(횡극근군, 척추 기립근, 요방형근, 광배근), 복부근육(외복사근, 내복사근, 복횡근), 고관절 근육(대둔근, 중둔근, 요근)이 있다.

재활 운동 프로그램으로는 교각 자세 운동, 코브라 자세 운동, 전방 플랭크 자세 운동, 옆으로 누운 플랭크 운동 등을 기본으로 하여, 점차 다양성이 증가된 운동 형태로 변형하여 실시한다.

2 신경근 조절의 재설정

협동적인 운동 전략 신호 처리를 위한 목적과 외력에 의한 관절조직 보호 및 재발성 상해 예방을 위한 목적이다. 기본 네 가지 요소로는 고유수용성 감각 및 운동 감각, 관절의 동적 안정성, 반사적 신경근 조절, 기능적 운동형태가 있다.

재활 운동 프로그램으로는 균형 감각이 요구되는 운동으로 외발로 서서 한발로 차기 운동, 외발로 서서 한발로 차기를 불 안정된 지면에서 운동(불안정한 발판 이용), 슬라이드 보드 운동과 기본 근력 운동을 같이 진행하여 동시작용 자극 운동, 양발 점프, 외발 점프, 회전 점프 등이 있다.

3 자세 안정성과 균형능력

시각, 전정, 체성감각 입력으로부터 구심성 정보가 모아져 뇌와 근골격계 사이 피드백 조절 순환으로 자세 조절계는 작동하며, 상해로부터 발생하는 관절의 부적절한 부하를 예방하는데 목적이 있다.

구성요소로는 감각과 운동 구성 요소를 포함하는 복합적인 과정, 균형은 동적 과정과 정적 과정 모두를 포함, 신체와 환경 사이의 상호작용에 기반이 있다.

재활 운동 프로그램으로 1단계는 안정된 바닥 운동(양발 서기, 양발 앞뒤 직선으로 나란히 서기, 한 발 서기), 불안정 바닥 운동(진동 상자 운동, Bosu 균형 운동, Dynadisc 균형 운동)이 있으며 2단계는 안정된 바닥 운동(한 발로 서서 상체 풍차돌리기, 한 발로 균형 잡고 나머지 발 앞/뒤로 다양하게 움직이기), 불안정 바닥 운동(균형판 위에서 팔 움직이기, Dynadisc 균형 운동 중 몸통 회전하기, Bosu 균형 운동 중 몸통 회전하기)이 있다. 마지막으로 3단계는 안정화를 위한 점프 운동(계단 점프 운동, 두 발 뒤꿈치로 점프하며 엉덩이 차기, 두 발로 좌 우 측면 점프하기), 저항 조절 운동(균형판위 튜브 저항 걷기, 튜브 저항 사이드 스텝)이 있다.

4 관절가동범위의 회복

손상으로 인한 운동 제한과 순발력, 지구력, 근력, 관절위치감각, 반응시간 감소로부터 효과적인 움직임을 위한 신경근 시스템의 능력 향상에 목적이 있다. 재활방법으로는 스트레칭 기법(동적 스트레칭, 정적 스트레칭, 고유수용성 신경근 촉진법(PNF)) 방법과 도수치료 기법(근막이완 스트레칭, 긴장-반 긴장기법, 자세이완치료, 마사지)이 대표적이다.

5 근력, 근지구력의 회복 또는 증가

근육의 약화와 불균형으로 인한 비정상적인 움직임으로 부터의 회복과 근지구력 향상을 통해 일상생활로의 복귀 촉진을 위한 목적이다. 근력, 근지구력 결정 요인으로는 근육의 크기, 근섬유의 수, 신경근 효율성(동원되는 운동단위의 증가)이 있다. 대표적인 재활 저항훈련 프로그램으로는 다음과 같다.

㉠ DeLome 프로그램 (초보, 중간, 고급 수준 재활)

세트	부하량	반복
1	10 RM의 50%	10
2	10 RM의 75%	10
3	10 RM의 100%	10

㉡ McQueen 프로그램

세트	부하량	반복
3(초급/중급)	10 RM의 100%	10
4~5(고급)	2~3 RM의 100%	2~3

㉢ Sanders 프로그램 (고급 단계 재활)

세트	부하량	반복
4세트 총계(주 3회)	5 RM의 100%	5
1일째, 4세트	5 RM의 100%	5
2일째, 4세트	5 RM의 100%	5
3일째, 1세트	5 RM의 100%	5
2세트	5 RM의 100%	5
2세트	5 RM의 100%	5

6 심폐기능 유지

재활로 인한 신체활동의 감소로 심폐지구력의 감소를 최소화하고, 장시간 과도한 피로 없이 신체활동을 수행하기 위한 목적이다. 심폐지구력 유지 프로그램 중 상지의 상해는 걷기, 달리기, 계단 오르기, 유산소성 운동의 변형 등 체중부하 운동이 적합하며 하지의 상해로는 수영, 고정 자전거 등 비체중부하 운동이 적합하다. 마지막으로 지속적 트레이닝을 위한 FITT 원칙으로는 동작의 빈도, 강도, 유형, 지속시간이 있다. 심폐지구력 유지를 위한 프로그램으로 유산소성 운동으로 한번 운동 시 최소 20분 이상, 주당 3회 이상, 심박수를 최소한 최대 비율의 60% 이상의 운동 강도를 권고한다.

제3절 심장재활

1 심장재활운동과 목표

심장재활에서의 운동은 모든 심장재활 프로그램의 30~50% 이상을 담당하는 핵심 프로그램이다. 그 대상으로는 관상동맥 우회술, 판막수술, 심장이식 등으로 심장수술을 한 경우와 만성심부전, 급성 관상동맥증후군에 해당한다.

재활운동의 목표로는 신체적 목표와 정서/사회적 목표가 있으며 신체적 목표로는 질환의 진행을 최소화하고 예후에 대한 긍정적인 효과, 비 활동으로 인한 심혈관 기능적 회복, 근골격계 및 심폐기능 활성화를 통한 신체활동 능력 향상, 심혈관 질환 위험인자에 대한 개선이 있으며, 정서/사회적 목표는 신체인지 능력 향상으로 신체활동에 대한 불안감 최소화, 원활한 신체활동으로 불안을 최소화하고 정서적 안정감 증진, 신체활동의 안정화로 사회적응능력 향상(삶의 질 개선)이 있다.

재활 운동의 고려 사항으로는 급성기 직후에는 의료진의 감독 하에 이루어져야 하며 위험도 평가를 포함한 임상적 평가를 통해 개별 처방이 되어야 한다(운동 부하검사, 동반질환 평가, 신체기능 평가, 개인별 특성 평가, 개별적 목표 및 운동에 대한 선호도). 마지막으로 유산소 운동 형태 중심이여야 하며, 저항성 운동과 유연성, 협응성, 평형성 운동을 포함해야한다.

재활 운동 단계로 초기단계(낮은 강도 운동)에는 운동에 대한 준비와 적응력 향상이 중요하며 시작 단계에서 2주 정도에 해당된다. 또한 15~30분, 4~6회 운동을 초과하지 않는 것이 좋다. 두 번째 향상단계(운동량의 점진적 증가)에서는 지구력, 근력, 협응성, 유연성 등 운동능력 향상이 일어나는 단계로 매일 30~60분 이상 가능하며 운동 빈도, 시간, 강도는 의학적 상태, 건강상태를 고려하여 진행되어야 한다. 마지막으로 유지단계(향상된 운동능력 유지)에서는 운동 빈도, 시간, 강도는 최대로 점진적 증가할 수 있다.

❷ 유산소 운동

실내 운동으로는 사이클 에르고미터와 트레드밀, 수영이 대표적이며, 실외 운동으로는 걷기, 노르딕 워킹, 자전거 타기, 조깅 등이 있다. 운동을 시작함에 있어서 중요한 선택 요소로는 운동량 및 강도를 조절하는데 있어서 용이 할 수 있어야 하며, 선호하는 운동 등 개별적인 특성도 고려할 필요가 있다.

1) 사이클 에르고미터 프로그램

시작단계는 40-50% VO_2max(최대산소섭취량), 60% HRmax(최대심박수), 40% HRR(예비심박수), RPE<11(운동자각도)의 저강도 운동 강도로 시작하며 운동시간은 5분~10분(점진적으로 5분에서 10분까지), 운동 빈도는 주당 3~5일을 권고한다.

향상단계는 50%-80% VO_2max, 65%-75% HRmax, 45%-60% HRR, RPE 12-14로 점진적 강도 조절이 중요하며 운동시간은 10-20분 ~ 30-45분(점진적 상향 조정), 운동 빈도는 주당 3~5일을 권고한다.

유지단계는 향상단계의 강도와 시간을 장시간 유지하는 것을 목적으로 운동시간은 20-45분 ~ 60분 이상(점진적 상향 조정), 운동 빈도는 주당 3~5일을 권고한다.

2) 유산소지구력운동에 대한 금기사항

유산소지구력운동에 대한 금기사항으로는 다음과 같다. 급성관상동맥증후군(ACS), 고혈압 약을 충분히 복용하는 데도 운동 중 혈압이 >190mmHg 또는 악성고혈압, 관상동맥질환(CHD)환자에서 운동 중 수축기 혈압이 ≥20mmHg 이상 감소, 중증2차성 승모판부전이나 운동중 심해지는 중증도 이상 승모판 부전, NYHA(New York Heart Association) IV심부전, 지속적인 심실빈맥과 같이 증상을 유발하거나 혈관에 영향을 주는 상심실성 또는 심실성 부정맥, 진행된 좌심실부전, 심근경색 후, 운동 후 재생기간 등에서 잦은 심실성 이상 수축이나 지속적이지 않은 심실성 빈맥, 심혈관 질환이 위험도 평가가 안 된 경우와 최선의 가능한 예후에 따른 가이드라인에 따라 치료하지 않은 경우 또는 혈액학적 조절이 안 되는 경우. 악성 부정맥 때문에 운동의 금기증이 되는 환자들이 있다. 그러나 이러한 환자들 중 항부정맥 치료를 받은 후에는 운동 프로그램에 참여할 수 있다.

3 저항성 운동

저항성 운동의 효과로 고령이나 질병으로 인한 장기적인 침상생활로 근육량 감소가 일어난다. 이러한 문제는 질병의 개선을 위해 반듯이 해결하여야 한다. 따라서 개별화된 적당량의 저항성 운동은 근육량 증가를 통한 근력의 향상과 근육의 조절능력 및 근대사기능이 개선되어 근지구력을 향상시킨다. 이는 운동능력을 향상시키고, 심폐기능을 증가시켜 원활한 일상생활을 영위하게 할 수 있으며, 안정화된 일상은 삶의 자신감과 만족감, 적응력을 높여 더욱 높은 삶의 질을 만들 수 있다. 따라서 심장질환의 예방 및 개선뿐만 아니라 삶의 질 향상에도 효과적이며, 유산소 운동과 더불어 실행하는 것이 필요하다.

1) 저항성 운동 프로그램

시작단계(사전 훈련)의 운동 목적은 운동자세 및 균형감을 습득으로 운동 강도는 >30% 1RM, 운동반복은 5~10회 / 1~3세트, 운동 빈도는 주당 2~3일을 권고한다.

향상단계 Ⅰ(근지구력 훈련)의 운동 목적은 국소적인 유산소 지구력 증진이며 운동 강도는 30~50% 1RM, RPE 12-13이 적당하며 운동반복은 12~25회 / 1세트 운동 빈도는 주당 2~3일을 권고한다.

향상단계 Ⅱ(근력 훈련)의 운동 목적은 근육량 증가로 운동 강도는 40~60% 1RM, RPE ≤ 15가 적당하며 운동반복은 8~15회 / 1세트, 운동 빈도는 주당 2~3일을 권고한다.

2) 고려사항

안전을 위한 고려사항은 다음과 같다. 심장재활에서 운동 훈련은 반드시 유산소지구력운동 훈련으로 시작한다. 저항성 운동은 재활운동 초기단계에서는 절대금기이다. 저항성 운동은 유산소운동에 부가적 방법으로 고려해야 하며, 꾸준한 유산소지구력운동 프로그램 후에 시행해야 한다. 개흉술 환자의 경우 흉골 근처에 자극이 가는 운동은 수술 후 최소 3개월 동안 금기이다(흉골 안정 확인 후 실시).

운동을 위한 고려사항으로는 흉부, 어깨, 팔, 등, 복부, 허벅지, 다리등 주요 근육 부위를 다양하게 시행 하며 관절 전체를 활용할 수 있도록 리드미컬한 동작으로 천천히 시행한다. 마지막으로 현기증, 부정맥, 호흡곤란, 흉통 등의 증상 발현 시 즉시 중단해야한다.

제4절 당뇨병 환자를 위한 재활

1 재활운동의 효과

당뇨관리를 위한 혈당 감소 및 당화 혈색소 감소, 인슐린 감수성 증가로 인슐린 분비 감소, 이상지질혈증 및 고혈압 완화, 체중감량, 심폐기능과 근력 및 유연성 강화, 심리적 효과 등이 있다.

1) 운동 프로그램

운동 종류 중 유산소 운동의 경우 산보, 조깅, 맨손체조, 수영, 수중 걷기, 자전거 에르고미터 등을 30분 이상 시행해야하며 유산소운동과 저항운동을 복합으로 시행하는 순환운동은 부하량을 낮춰서 실시해야한다. 또한 저항성 운동 시 부상 발생을 예방하기 위해 중강도의 부하(50~69% 1RM)에서 10~15회의 반복 횟수로 3세트 이내의 운동 후 중량 부하를 8~10회를 반복할 수 있는 정도로 증가해야한다. 운동의 강도는 본인이 느끼기에 중등도로 운동시 보통이거나 약간 힘들다는 정도로 50% VO_2max, 50~85% HRmax가 적당하며 운동시간은 준비운동 5~10분, 본 운동을 20~45분간 시행한 후, 정리운동 5~10분 정도로 매일 규칙적인 시간(가능한 식후 1~3시간 사이)에 시행하며 운동 빈도는 최소 1주에 3일 이상으로 시행하며 체중 감량이 목적시 1주에 5일 이상 실시를 권고한다.

	유산소 운동	저항성 운동
빈도	주 3~7일	최소 주2일(주당 3회 권장)
강도	- 중~고강도 - 최대 심박수의 50~85% 정도 - 운동자각도: 11~17	- 중~고강도 - 최대 근력의 50~85%
시간	■ 제1형 당뇨 - 중강도(40~59%)로 주 150분 이상 - 고강도(60~89%)로 주 75분 이상 - 운동 강도를 혼합해 적용	■ 초보 운동자는 가벼운 피로감을 느끼는 정도로 수행 - 8~10개 종목, 1~3세트 수행, 세트 당 10~15회 반복

	유산소 운동	저항성 운동

	■ 제2형 당뇨
	  - 중강도~고강도로 주 150분 이상
		■ 운동 적응 후에는 점차 더 무거운 중량으로 진행
		  - 8~10개 종목, 1~3세트 수행, 세트 당 8~10회 반복

2) 운동에 대한 금기사항

심근경색이나 다른 급성 심장이상을 암시하는 안정 시 심전도의 변화 또는 다른 급성 심장질환, 불안정성 협심증, 증상 및 혈액학적 손상을 야기하는 조절되지 않는 심부정맥, 심한 증상을 동반한 심부전증, 급성 폐색전증 또는 폐경색, 급성 심근염 또는 심낭염, 의심되거나 또는 진단된 박리성 동맥류, 급성 감염 등이 있다.

제5절 고혈압 환자를 위한 재활

1 재활운동의 효과

고혈압은 혈압의 상승이 지속적으로 또는 만성적으로 일어나는 현상으로 임상적으로는 수축기 혈압 ≥140mmHg 또는 이완기 혈압 ≥90mmHg 또는 혈압 약을 복용하는 상태를 의미한다. 경계성 고혈압은 수축기 혈압 120~139mmHg, 이완기 혈압 80~90mmHg 또는 두 가지가 모두 나타나는 경우를 의미한다. 특히 뇌졸중의 62%와 심장발작의 49%은 고혈압에 의해 발생한다.

운동 효과로 장기간 규칙적인 운동은 정상 혈압, 경계성 고혈압 감소와 조절에 도움 된다. 특히 유산소 운동을 규칙적으로 시행하면 본태성 고혈압 환자의 혈압을 5~15mmHg 낮출 수 있다. 운동을 통한 혈압 강하 효과는 성별과 나이와 관계없이 기대할 수 있어서 규칙적인 운동은 권장되고 있다.

1) 운동 프로그램

스트레칭 등의 준비운동을 충분히 실행 후 본 운동을 실시하며 특히 운동 후 말초저항이 감소할 수 있으므로 정리운동을 길게 해야 한다. 유산소성 운동을 우선적으로 실시하며, 여기에 저항 운동을 가미한다. 단 저항운동은 낮은 부하를 이용하여 주의하여 실시한다. 저항 운동 시 주의사항으로는 호흡의 간격을 안정적으로 유지하고 숨을 참지 말아야 하며 중량을 들고 있는 시간을 짧게 유지 한다. 또한 심장보다 높은 위치로 무거운 중량을 들어 올리는 운동을 삼가 해야 한다.

	유산소 운동	저항 운동
빈도	주당 5~7일 이상	주당 2~3일 이상
강도	- 중강도 - VO_2R 또는 HRR의 40~59% - RPE 12~13	- 중강도 - 1RM의 60~70%로 시작, 점차적으로 80%까지 - 고령자 및 초보자는 1RM의 40~50%에서 시작
시간	30분/일 이상	각 대근육군: 8~12회 반복, 2~4세트, 총 20분 이상
유형	- 지속적인 대근육군 운동 형태 - 걷기, 자전거타기, 수영 등	저항 머신, 프리웨이트, 체중부하운동, 탄성밴드운동 등

2) 운동 시 고려사항

규칙적인 운동을 통한 혈압 강하는 그 효과가 제한적이다. 따라서 운동만으로 해결하려하면 안 되며 약물 복용이 필요한 사람은 약물과 함께 운동을 시행하여야 한다. 신체가 적응할 때까지 운동 강도를 적절히 줄여 과도한 운동으로 인한 혈압 상승을 방지해야 한다. 특히 과체중이거나 고령인의 경우 체력이 상대적으로 약화되어있어 강도가 높은 운동보다는 질병 완화 목적으로 비교적 가벼운 강도의 운동을 수행하여야 한다. 복용 약물 종류에 따라 심박수의 변화가 둔감할 수 있으니 강도조절은 심박수가 아닌 운동 자각도(RPE)를 사용하며, 특히 이뇨제가 포함된 경우 다량의 땀으로 인한 수분 손실로 운동 시 수분 보충을 해야 한다. 이른 아침 운동은 교감신경의 활성화로 혈압 조절이 안 되거나 심장의 부담으로 협심증이 악화될 수 있어 일반적으로 오후 운동을 권장하며, 특히 추운 겨울에는 실내운동을 권장한다.

1편 스포츠재활

제6절 요통 환자를 위한 재활

1 요통의 원인

일상에서의 자세 문제 중 앉는 자세를 예로들 수 있으며 바른 자세는 척추의 S 만곡이 안정화를 이루어 앉아 있는 것이다. 하지만 부적합한 의자 또는 자세로 인하여 안정적인 척추만곡의 변형이 과도한 전/후만 등이 발생하여 연부조직(근육, 인대)을 자극시켜 요통을 발생시킨다. 또한 요추의 신전 제한은 앉은 자세, 선 자세 그리고 보행에 악영향을 준다. 또한 후방의 섬유륜 긴장으로 추간판 내압이 상승하게 되어 상체를 약간 앞으로 구부린 자세로 앉거나 걷게 된다. 이러한 자세는 수핵과 후방 섬유륜벽에 끊임없는 스트레스가 발생하게 되어 요통을 발생시킨다. 요추의 굴곡 빈도와 유지시간에서 일상에서의 척주는 많은 시간을 지속적으로 구부린 상태로 유지하고 있어 연부조직의 긴장과 추간판의 내압 등을 상승시켜 요통을 유발한다. 이러한 굴곡상태의 척주를 신전시켜주면 연부조직 및 후방 섬유륜벽의 스트레스를 줄여주고, 추간판의 내압도 감소된다.

1) 마모 스트레스와 노화의 영향

노화로 인하여 수핵의 성분이 줄어들어 탄력성을 잃게 되며 활동 시 충격흡수와 전달기능 등 추간판 고유기능의 손실을 가져오게 된다. 이러한 현상은 항상 통증을 동반하는 것은 아니지만 이로 인하여 척추가 더 쉽게 손상을 받을 수 있다. 일반적인 원인으로 추간관절 손상은 마모 스트레스의 결과로 초래되며, 나쁜 생활습관이나 자세도 원인이 된다. 요추부 상해의 경우 척추와 척추근육에 의한 것으로 연부조직상해, 근막염에 해당된다. 또한 추간판 자체의 병변으로 인한 추간판 손상은 보강하고 있는 인대에 압력을 가하게되어 요통의 원인이 될 수 있으며 추간판탈출증은 추간판 탈출로 인하여 섬유륜이 찢어지고 추간판이 확장되어 신경 압박으로 인한 통증이 하지까지 전달될 수 있어 심각한 동통이 발생할 수 있다. 반면 내장기성 원인으로는 자궁 후굴, 신장의 이상 등 내부 장기에서 발생한 질환이 하부요추에 연관통(referred pain 또는 reflective pain; 통증이 있는 자극 부위가 아닌 다른 위치에서 인지되는 통증)을 일으킬 수 있으며 심인성 원인으로는 불안, 우울, 히스테리 등 심리적 문제가 요통으로 나타날 수 있다.

2 재활운동의 효과

급성 요통의 경우 운동보다는 통증이 심해지지 않는 선에서 움직임을 하는 것이 회복에 더 도움이 되는 것으로 알려졌으며, 반면 만성 요통의 경우에는 정기적인 운동을 하는 것이 운동하지 않는 것보다 통증을 감소시키고, 활동성 기능도 훨씬 좋아지는 것으로 나타나 만성 요통에는 운동을 적극적으로 권장하고 있다.

요통의 치료에는 수술, 약물 치료, 물리치료 등의 다양한 방법이 활용되고 있으나 이러한 방법들이 장기화 될 경우 움직임을 제한하는 안정화 자세를 취해야 하는 시간이 증가되어 관절의 경직과 근육 약화 등의 문제가 발생할 수 있으며, 이는 증상의 회복력을 떨어뜨릴 수 있다. 따라서 적절한 재활운동을 통해 통증의 감소, 관절 경직의 최소화 및 근육의 강화를 이루어 회복에 도움을 줄 수 있다. 재활 운동은 손상 받은 조직에 새로운 혈액 공급을 통해서 염증을 완화시키는 역할을 하고 손상된 조직의 염증이 완화되면 통증 유발 물질의 감소로 통증으로부터 벗어날 수 있게 될 뿐만 아니라 허리의 가동 범위가 향상되기 때문이다.

1) 운동 시 고려사항

운동 중에 통증이 심해지는 경우나 발열이 동반되는 경우, 운동 중에 과민증 또는 호흡 곤란 증상의 경우(구토, 설사, 어지러움, 저혈압 등), 악성 종양 병력이 있는 사람, 골다공증이 있거나, 장기간 스테로이드 약물 요법을 받았던 경우, 감각 이상, 근력 저하, 요실금, 변실금 등 신경학적 이상을 동반한 경우에는 운동 시작 전 진료가 필요하다.

2) 운동 프로그램: 요부 안정성 운동

바로 누운 자세

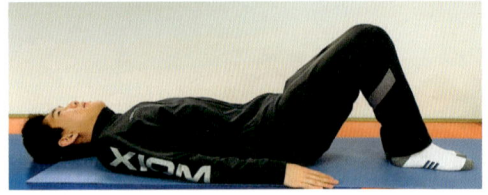
무릎을 세우고 두 발을 바닥에 밀착시킨 상태를 유지한다.

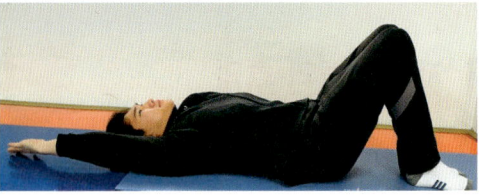
한 팔을 머리위로 올린다.

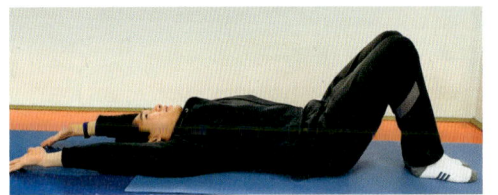
두 팔을 머리위로 올린다.

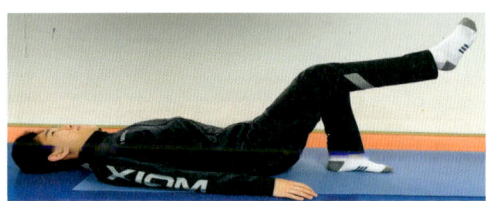
한 다리를 올린다.

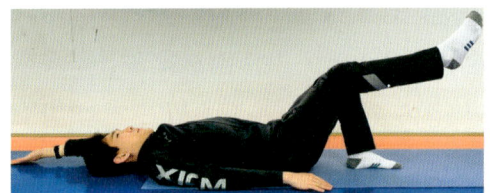
한쪽 팔과 그 반대쪽 다리를 올린다.

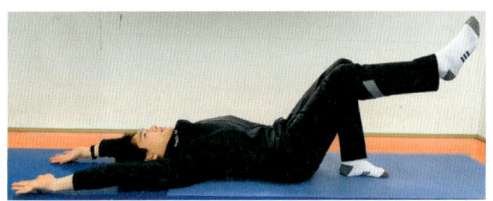
두 팔과 한 다리를 들어 올린다.

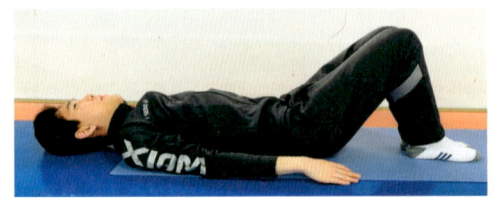
점차적으로 다리를 편다.

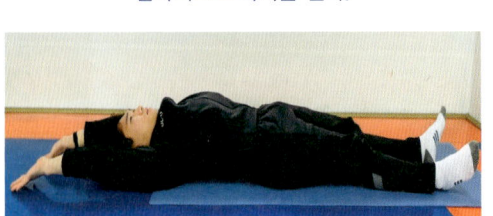
바로 누운 자세에서 다리를 편 상태에서 두 팔을 위로 들어 올린다.

그림 3.1 요부 안정성 운동(바로 누운 자세)

교각 단계

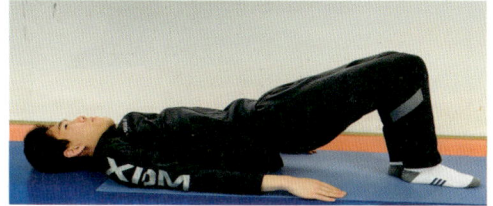

무릎을 세우고 두 발을 바닥에 밀착시키고 누운 상태에서 자세를 유지한 후 엉덩이를 바닥에서 들어올리고 그 상태를 유지한다. 엉덩이를 천천히 바닥으로 내린다.

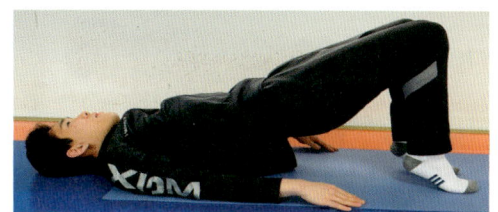

한 발씩 교대로 발뒤꿈치를 들어 올린다.

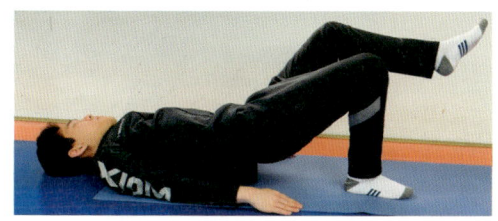

교대로 한 무릎씩 들어 올린다.

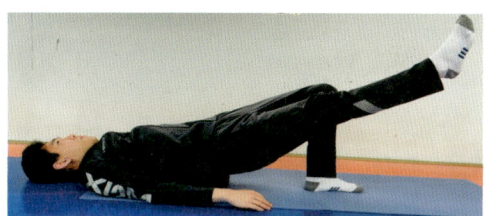

교대로 한 무릎씩 들어 올린다.

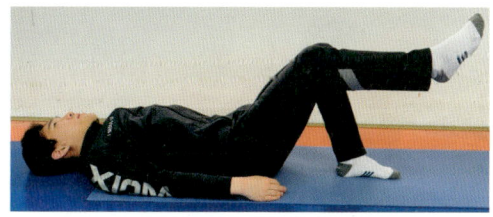

천천히 무릎을 뻗은 상태로 엉덩이를 바닥으로 내리고 다시 위, 아래로 반복한다.

그림 3.2 요부 안정성 운동(교각 단계)

네발 기기 단계

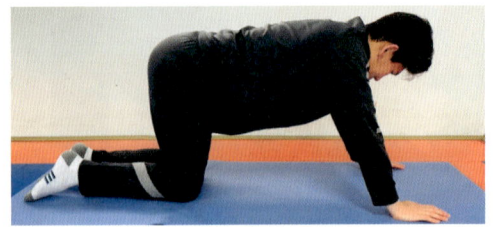 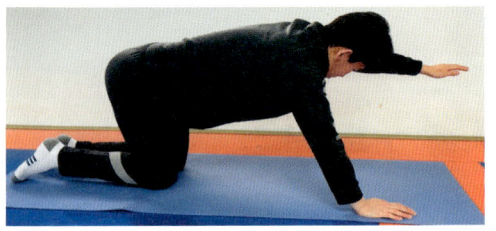

두 무릎과 두 손을 바닥에 대고 허리를 바르게 펴서 네발 기기 자세를 취한다.
등 위에 물이 담긴 컵이 있다고 상상하면서 균형을 잡는다.

한 팔을 위로 들어 올린다.
이때 허리에서 어떠한 운동도 일어나서는 안 된다.

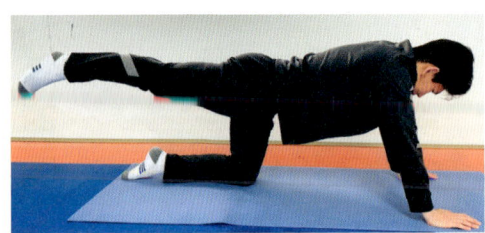 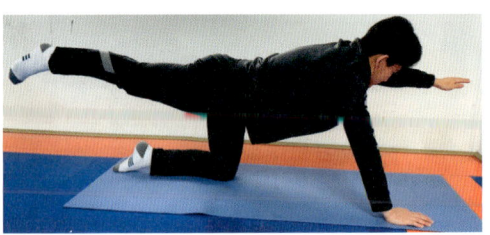

한쪽 다리를 들어 올린다.

한 팔과 그 반대쪽 다리를 들어올린다.

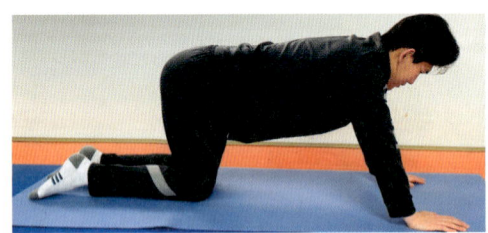 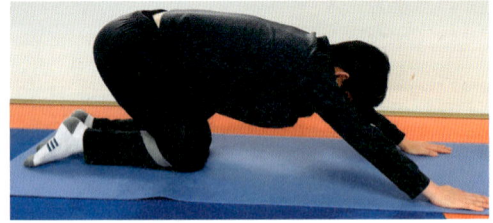

엉덩이를 뒤쪽으로 움직인다. 이때 허리에서 어떠한 운동도 일어나서는 안된다.

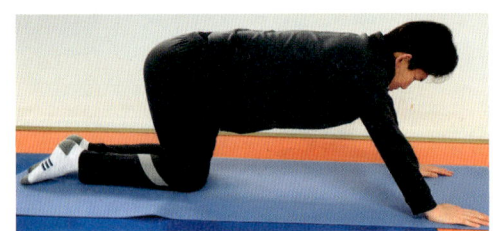 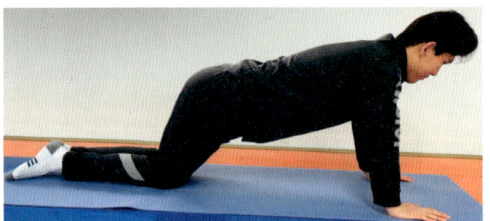

엉덩이를 뒤로 뺀 후 골반의 경사를 그대로 유지하면서 앞으로 다시 민다.
역시 허리에서 어떠한 운동도 일어나서는 안된다.

그림 3.3 요부 안정성 운동(네발 기기 단계)

🏊 네발 기기 단계

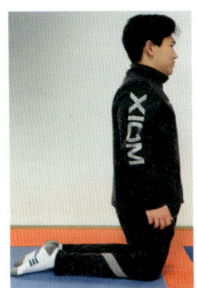 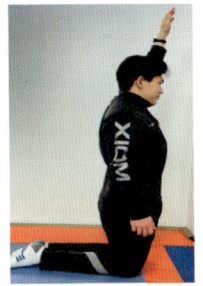 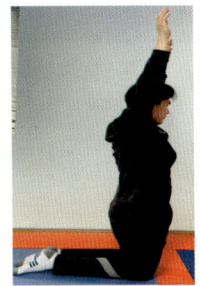

양 무릎으로 선다.   골반의 경사를 중립으로 유지시키며   골반의 경사를 중립으로 유지시키며
                   교대로 한 팔씩 머리 위로 올린다.   두 팔을 머리위로 올린다.

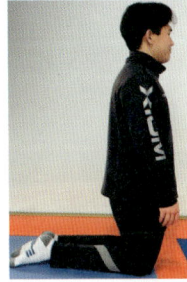 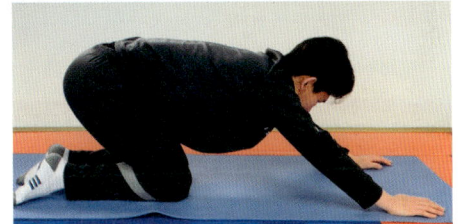

무릎 선 상태에서 천천히 양 팔을 바닥에 댄다.
동작은 엉덩이에서 일어나고 천천히 손이 바닥을 짚게 한다.

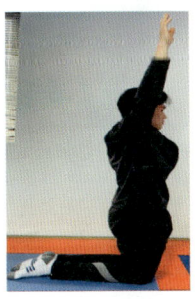 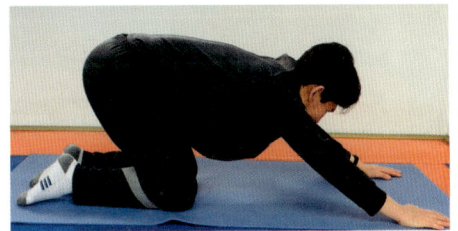

두 팔이 머리 위로 들린 상태에서 천천히 두 손이 바닥을 짚는 동작을 한다.

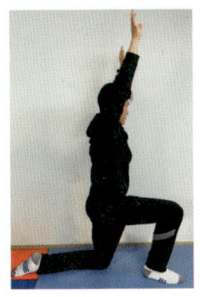 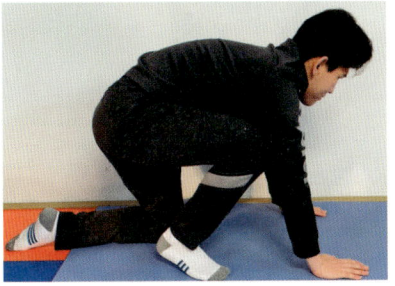

한쪽 무릎을 세우고 무릎 선 자세에서 두 팔을 머리 위에 들고 두 손이 천천히 바닥을 짚게 한다.

그림 3.4 요부 안정성 운동(네발 기기 단계)

하지 유연성 운동

슬건근	대퇴사두근

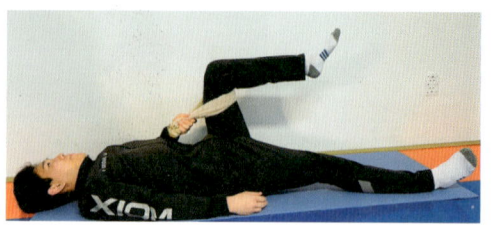
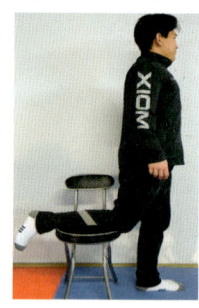

한 다리를 곧게 편 상태로 바로 누워 다른 한 다리에 수건을 대퇴부에 걸어서 체간쪽으로 당긴다. 이 자세로 무릎을 편다.

한쪽 다리 무릎을 구부려 발등과 하퇴부분을 의자 시트 위에 올리고 등을 의자쪽으로 움직인다. 전방에 있는 대퇴부에 신장이 느껴질 정도로 골반경사 시킨다.

고관절 굴곡근

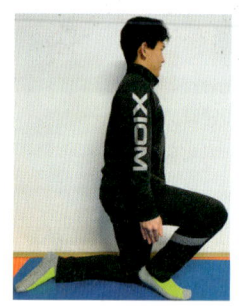
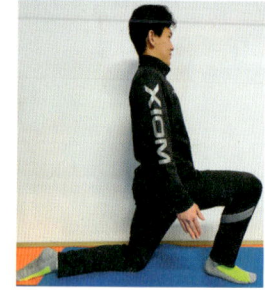

한쪽 무릎을 세운 무릎 앉은자세에서 골반을 전·후방으로 움직인다. 최대 신장을 위해서 등의 어떠한 운동도 없이 천천히 앞, 뒤로 움직인다.

고관절 내전근

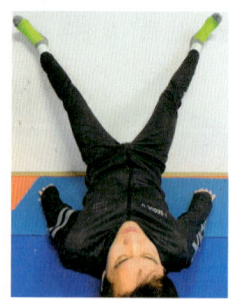
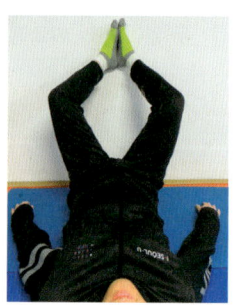

허리는 바닥에 밀착시키고 양 다리를 천천히 벌린다.

발바닥을 마주 보게 하고 발을 아래로 당긴 후 무릎을 벽 쪽으로 민다.

그림 3.5 하지 유연성 운동

3) 운동 프로그램: 자세교정운동

자세의 결함을 조정하여 안정된 인체 정렬을 갖게 하기 위한 운동으로 척주의 생리적 만곡을 재 정렬 하는데 목적을 두며 특히 습관적 자세의 교정을 위한 자세감각의 재교육, 단축된 구조의 신장, 자세 유지를 위한 근력강화, 효율적인 움직임을 위한 협응력 등을 들 수 있다. 운동프로그램으로는 골반경사 운동, 복부근력 강화 운동, 요배부 신장 운동, 슬건근 신장 운동, 종골건 신장 운동, 고관절 굴곡근 신장 운동, 견관절 내전근 및 내회전근 신장 운동 등이 있다.

4) 운동 프로그램: 일반적 운동

일반적인 운동 중 유산소 운동은 만성 요통 시 일주일에 3~5일 정도 유산소 운동을 하는 것을 권장하며 운동 강도는 최대 심장 박동수의 55% 전후 정도 유지한다. 운동 시간은 일주일의 총 운동량을 150분 정도로 맞추어 실시할 것을 권장한다.

강화 운동으로는 중립자세나 기능적 자세유지, 체간과 사지의 동적 근력 강화를 목적으로 실시하는 것을 권장하며 만성요통의 경우 근육의 위축과 약화에 대한 문제를 해결하기 위해 체간의 복근과 배근의 근력강화와 고관절 신전구과 외전근, 광배근 등이 강화도 동시에 시행해야 한다. 이는 광배근, 대둔근, 슬건근 등의 작용은 복근과 배근과 함께 작용하여 복합적 동작에 의한 하중과 손상을 줄이는 역할을 하기 때문이다.

5) 운동 프로그램: 요부관리 교육

기립자세 교육으로는 인체해부학적 안정화된 기립자세로 최소한의 노력으로 바른 자세를 유지하며 턱은 안으로 당겨지고 두부는 똑바르게 불편함이 없이 유지한다. 골반경사에 대한 움직임 감각을 인식하게 한 후 둔근과 복근의 힘의 균형을 통한 골반의 전방경사를 유지하며 과도한 골반전방경사의 경우 후방경사를 만들 수 있는 복부근 및 고관절 신전근 강화를 통해 적절한 전방경사를 유지한다. 체중의 편중됨을 최소화하기 위해 수시로 체중을 이동해야 한다.

앉은 자세 교육으로는 경추 굴곡을 피하고, 요부를 편평하게 또는 상체를 약간 뒤로 신전시키는 위치를 유지하며, 골반경사를 위하여 슬관절을 고관절 보다 높게 유지한다. 또한 매

시간마다 규칙적으로 일어나서 걷거나 요추 신전 운동으로 요추만곡 강화하는 것을 권고한다.

물건 들기 교육으로 물건을 들 때 허리를 구부리고 들어 올리거나, 구부린 상태에서 회전 동작을 할 경우 추간판이나 요부근육의 압력증가로 요부손상을 유발할 수 있어 주의해야 하며, 골반경사가 형성된 상태에서 양발을 넓게 벌려 안정된 자세를 취한 후 동작을 취한다. 허리를 구부리는 대신 요추만곡을 유지한 채로 무릎을 구부리고 펴며 동작을 시행하며, 물건을 최대한 몸 가까이에 두고 동작해야 한다.

• MEMO •

스포츠재활
수중재활운동

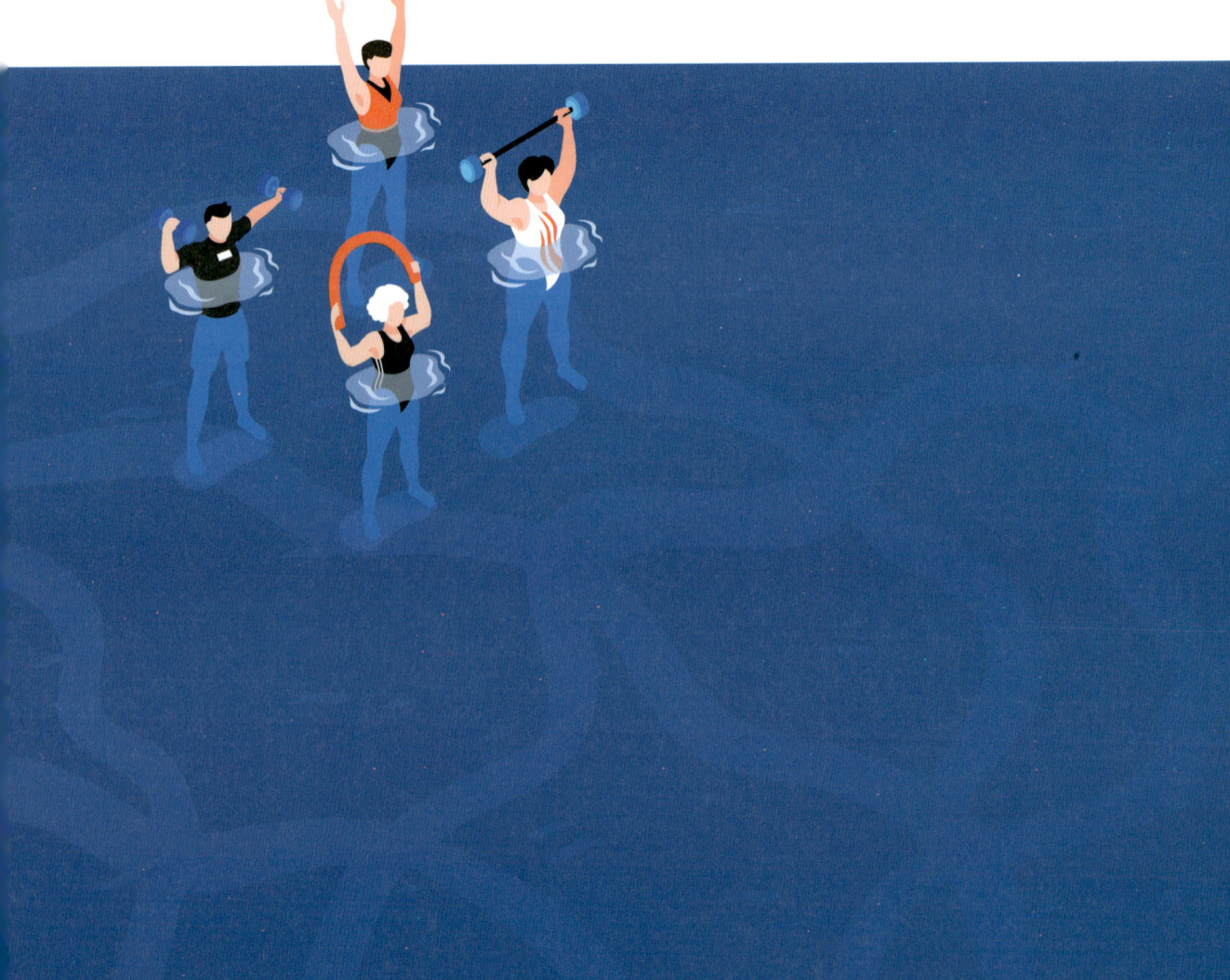

02편

수중재활운동

1장 수중운동 이해

2장 수중재활운동의 과학적 현상

3장 수중재활운동 실천

2편 수중재활운동

01장 수중운동 이해

1 수중운동이란

　수중에서 물에 원리를 활용하여 이루어지는 다양한 움직임을 통한 운동을 의미하며, 물의 부력, 수압, 온도, 밀도에 따라 달라지는 역학적 원리를 어떻게 적용하는지에 따라 운동의 강도와 효과가 달라지는 좋은 운동 방법이다.

　수중운동은 노인이나 임산부 등 일반인 보다는 비교적 낮은 체력을 가지고 있는 사람들에게 운동과 재활의 측면에서 개발되었으나 최근에는 다이어트 및 새로운 운동 방법을 선호하는 일반인들에게 주목받고 있다.

2 수중재활이란

　일반적인 수중운동과 물리치료 기법이 융합된 방법으로 선천적인 장애뿐만 아니라 후천적인 사고 장애까지 폭넓은 분야에서 재활 방법으로 활용되고 있다. 특히, 수중에서 이루어지는 재활은 근육 이완과 관절 가동범위 증대에 탁월한 효과가 입증되어 지상에서 이루어지는 재활의 한계를 극복하게 만든 분야로 조명받고 있다.

3 수중운동 형태

- 수중 유산소 운동: 수영, 수중 바이크, 수중 댄스, 워킹, 조깅 등
- 수중 근력 운동: 근력강화 수영, 파워 댄스, 파워 워킹, 기구를 활용한 운동 등
- 수중 재활 운동: 이완 요법, 기구를 활용한 재활운동, 스트레칭 등

4 수중운동을 위한 주요 법칙

① 관성의 법칙: 외부의 새로운 힘이 작용하지 않으면 어떤 물체가 자신의 운동상태를 계속 유지하려는 것으로 수중운동에서는 저항과 마찰을 지속적으로 만든다.

② 가속도의 법칙: 물체의 변화는 가해진 힘에 비례하여 힘이 가해진 직선방향으로 일어나는 것으로 수중에서는 물체의 면적에 반비례한다.
③ 작용 반작용의 법칙: 밀고 당기는 힘으로 일어난 상호 작용을 의미하며, 수중에서는 힘의 작용이 크면 저항이 커진다.

5 수중운동 요소

- 지상에서 운동보다 운동의 목적을 구체화해야 효과가 있다.
- 단기, 중기, 장기 목표를 갖는 것이 중요하다.
- 운동 목표에 적합한 효율적인 계획을 세운다.
- 계획한 운동은 정확하게 적절히 실행한다.
- 수중운동 후 평가를 실시하고 수정 전략을 세우는 것이 적합하다.

6 수중운동 지도 시 방법

- 근육을 산 이완 후 실시한다.
- 물의 특성을 활용한 지도 방법을 선택한다.
- 국소 부위에서 전신 부위로 이동하여 점차 운동을 확대한다.
- 저강도에서 시작하여 점차 고강도로 이동하고 다시 점차 저강도로 마무리한다.
- 운동 속도는 정상적인 수준에서 변화시킨다.
- 대근육과 대관절에서 작은 근육과 작은 관절로 이동한다.
- 정적운동에서 시작하여 동적운동으로 이동한다.
- 부력운동에서 저항운동으로 이동한다.
- 큰 피로를 유발하지 않는 범위에서 실시한다.
- 불안감 없이 자신감 있게 운동을 수행한다.
- 새로운 환경인 물에서의 움직임에 큰 의미를 부여한다.

7 수중운동 신체적 효과

- 수중 움직임을 통한 관절 건강 증가
- 물속 저항력을 통한 근력 향상
- 수중활동으로 스트레스 해소
- 수중활동으로 유연성 향상
- 수중활동으로 체중 조절 효과
- 수중활동으로 관절에 가해지는 압박 감소
- 수중활동으로 균형감각 개선
- 수중 환경 특성으로 통증 완화
- 다양한 생리적 효과(골밀도, 혈액순환, 심폐기능 향상 등)

8 수중운동 심리적 효과

- 다양한 수중운동으로 긍정적인 사고 증가
- 다양한 수중운동으로 자신감과 만족감 증가
- 새로운 환경에서 일어나는 신선한 자극과 부드러운 느낌 등

9 수중운동 사회적 효과

- 다양한 수중운동으로 사람들 사이의 유대감과 소속감 제공
- 수중활동이 사회성 회복으로 연결되어 사회심리적 안정감 제공 등

10 물의 특성

- 물은 다양한 형태로 변화할 수 있다.
- 물은 열을 분산하는 역할이 있다.

- 물은 열을 흡수하고 간직할 수도 있다.
- 물은 온도에 따라 체적이 변화한다.
- 물은 부력과 정수압이 있다.

11 물의 의학적 요소

- 대사 작용 증진 효과
- 국소 마취 효과
- 방부 효과
- 발열 효과
- 수면 및 최면 효과
- 이뇨 및 하제 효과
- 자극 및 강장 효과
- 진정 효과
- 진통 효과
- 해열 효과

12 수중운동 시 주의사항

- 전문의가 금지하는 행동이나 운동은 금지한다.
- 수중운동 시 통증이 감지되면 운동을 즉시 중지한다.
- 과도한 운동 및 급격한 체온 상승을 주의한다.
- 근육 경직 및 어지럼증 발현 시 운동을 중지한다.
- 근육의 피로가 느껴진다면 서서히 운동을 중단하고 휴식한다.
- 오한 및 무기력감이 느껴진다면 휴식을 취한다.

02장 수중재활운동의 과학적 현상

수중에서 신체 활동을 하는 것은 우리 신체에 많은 생리적 변화를 예상할 수 있다. 우리 신체에 있는 열을 물에 많이 빼앗기게 되고, 이는 열 손실(Heat Loss)이 크게 작용할 수 있으므로 이에 관한 생리적인 작용을 알고, 이를 응용할 필요성이 있다.

인체의 열 조절 기전에 관한 지식과 열 발산의 물리적 방법에 관한 지식을 알고 응용하면 지도자로서 수중운동을 잘 가르칠 수 있다.

제1절 수중에서 생리적 현상

1 열 손실(Heat Loss)

우리 신체는 앉아 있거나 혹은 에너지의 소비를 거의 하지 않을 경우에 체온은 평균적으로 36.5℃로 유지된다. 가벼운 활동으로 소비되는 에너지를 계속 우리 몸에서 밖으로 발산하기 때문에 우리는 열의 평형을 유지한다. 그 결과 체온은 항상 일정하며, 이렇게 발산되는 열은 대류(convection), 전도(conduction), 복사(radiation), 증발(evaporation) 등이다.

○ 대류(Convection)

선풍기 바람이 피부에 닿으면 몸에 의해 더워진 공기를 제거하고 그 대신 찬 공기로 대치되는데, 이러한 것을 대류라 하며, 달리는 자동차 창밖으로 손을 내놓아도 위와 같은 효과를 경험할 수 있다.

서늘한 바람이 인체의 표면에 오랫동안 닿으면 열이 손실되게 마련이다. 뛰어가면 시원한 바람에 서 있을 때와 마찬가지로 대류에 의해서 열이 발산된다. 발산되는 열은 몸의 표면에 와 닿는 공기의 속도와 온도에 따라 다르다.

◦ 전도(Conduction)

전도는 직접 맞닿아 있는 온도가 다른 두 개의 물체 사이에서 열이 이동하는 현상이다. 열이 전도되는 방향은 항상 온도가 높은 물체에서 온도가 낮은 물체 쪽으로 진행된다.

예를 들어 차가운 물에 들어가면 열은 신체에서 차가운 물 쪽으로 전도되고, 뜨거운 물에 들어가면 열이 물에서 신체로 전도된다.

◦ 복사(Radiation)

약 21℃ 정도의 실내에서 알몸으로 누워 있으면 열의 손실 중 60%가 복사로 인해 열이 발산된다. 복사의 원리는 체내의 분자가 일정하게 진동하여 그 결과 전자기 파장의 형태로 된 열이 계속 방출되는 사실에 기초를 두고 있다.

예를 들어 사무실에 앉아 있으면 실내의 벽에다 계속 복사열을 뿜고 있는 동시에 벽에서부터 우리에게 복사열이 계속 나온다. 그래서 우리 주위의 온도가 높으면 복사열을 받게 되고, 반대로 주위가 체온보다 낮으면 복사로 인해 우리가 열을 빼앗긴다.

강이나 바닷가의 백사장에서 태양 복사열로부터 매우 많은 열을 받게 된다. 이러한 현상이 특히 잘 나타나는 경우는 구름이 거의 없는 맑은 날씨, 태양의 위치로 보아 12시부터 오후 4시 사이이다. 이 시간 중에는 태양으로부터 복사열이 가장 심하다.

◦ 증발(Evaporation)

운동 중 열의 발산은 주로 피부 표면으로부터 땀의 증발을 통해서 이루어진다. 휴식 중이라도 소위 말하는 무감각 발한(insensible perspiration)으로 인해 인체 내에 과도하게 생긴 열이 제거된다.

소량의 세포 간질액이 계속 피부에서 확산되어 나와 증발한다. 증발은 액체가 기화할 때 사용하는 용어이다. 이러한 변화에는 에너지가 필요하며, 그 에너지는 바로 주위에서 열을 빼앗아 사용한다. 그래서 열이 빠져나감으로써 서늘해진다.

운동을 열심히 해서 땀이 많이 날 땐 그 땀이 증발할 때만 시원해진다. 즉, 땀이 피부 표면에서 증발할 때 시원하다. 만일 땀이 증발하지 않고 땅에 떨어지면 하나도 시원하지 않게 된다. 땀 1g이 증발할 때 우리 인체는 약 0.58kcal의 열을 빼앗긴다.

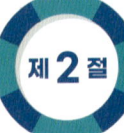

제2절 신체의 열과 작용

열에너지 단위는 대부분 칼로리를 사용한다. 칼로리란 물 1g을 1℃ 올리는 데 필요한 열량이다. 킬로칼로리(kcal)는 물 1kg을 1℃ 올리는 데 필요한 열량이다. 물의 비열(specific heat)이란 물의 단위 중량 온도를 1℃ 변화시키는 데 필요한 열량이다. 따라서 1kcal/kg/℃가 된다. 인체의 비열은 약 0.83kcal/kg/℃이다. 즉, 사람의 체중 1kg에 체온을 1℃ 올리기 위해 0.83kcal가 필요하다는 것이고, 체중이 70kg인 사람은 자기 체온을 1℃ 올리기 위해 약 58kcal(0.83 × 70)의 에너지를 필요로 한다.

이러한 대사 작용은 우리가 섭취한 음식물이 산소와 화학적인 반응(산화)으로 나오는 에너지에 좌우된다. 따라서 이러한 에너지를 우리가 호흡해서 소모된 산소의 양으로 대치할 수 있다.

체중이 70kg인 사람이 조용히 휴식하고 있을 때 1분간 소비하는 산소의 양은 약 250~300ml이다.

산소 1ℓ를 칼로리로 환산하면 산화되는 음식물에 따라 다르지만 약 4,695.05kcal 정도이다.

휴식하는 경우 산화되는 음식물은 지방이 66.6%이고 탄수화물이 33.3%이다. 이는 산소 1ℓ가 소비될 때 4.83kcal의 열이 생성된다는 것을 의미한다. 휴식하는 체중 70kg의 사람이 대사 작용으로 인한 열의 발생은 1분당 0.30 × 4.83kcal = 1.45kcal이고, 1시간 동안에는 (60 × 1.45) 87kcal이다. 만일 체외로 손실되는 열이 없다면 체온은 1시간에 약 1.5℃ 상승한다.

즉, 37℃에서 38.5℃가 된다. 그러나 휴식 시 이러한 체온의 증가는 일어나지 않는데, 이는 주위의 체온보다 낮은 온도와 상대습도 등으로 몸에서 생성된 87kcal의 열이 대류, 전도, 복사, 증발 등에 의해 발산되기 때문이다.

따라서 이러한 신체의 열작용을 이해하고 수중운동을 계획하고 실천할 필요가 있다.

1 체온 조절

체온 조절의 기능은 체내 온도를 비교적 일정하게 유지하는 것이다. 평소 우리 신체는 약 36.5℃를 유지하려고 하는데, 이것을 표준 온도(reference temperature)라고 한다. 이 표준 온도가 낮아지게 되면 우리 신체는 열 생성을 증가시켜 표준 온도에 맞게 조절하려고 한다. 우리 신체에는 두 개의 열 수용 부위가 있는데, 하나는 뇌에 있고 다른 하나는 피부에 있다. 이 중 피부에 있는 수용기는 따뜻한 것과 찬 것 두 가지 모두를 감지하는데, 보통 따뜻한 것보다 찬 것을 감지하는 수용기가 더 많이 있다.

추운 환경에서 근육이 떨려서(오한) 열 생성을 증가시킴과 동시에 피부에 혈액을 공급하는 피부 혈관이 축소된다. 피부 혈관이 축소되면 피부의 혈류량이 감소되기 때문에 인체 중심에서의 열이 밖으로 나오는 것 역시 감소된다. 오랜 시간 동안 추위에 노출되면 몸 안에 호르몬 분비가 증가되면서 대사 작용에 의한 열 생성이 증가된다.

갑상선에서 분비되는 티록신(thyroxin)이라는 호르몬 분비가 증가되고, 부신수질에서 분비되는 에피네프린(epinephrine)과 노르에피네프린(norepinephrine)의 분비가 증가되기 때문에 피부 혈관 축소를 통해 열 보존력이 증가되어 열 생성이 증가하게 된다.

2 물과 체온(Body Temperature)

만약 공기의 온도가 화씨 80도(섭씨 26.7도)라면, 아마 공기는 따뜻하게 느껴질 것이다.

그러나 화씨 80도의 물속에서는 잠깐만 있어도 한기를 느끼게 된다. 물속에서 열을 더 많이 빼앗기는 첫 번째 이유는 물이 공기보다 밀도가 훨씬 더 크고 열 용량도 커서 많은 양의 열을 물에 흡수당하기 때문이다. 그리고 물이 인체로부터 열을 빼앗아가는 것은 전도성 때문이다. 물의 분자들은 공기의 분자들보다 훨씬 가깝게 있기 때문에 열은 분자들 사이의 직접 접촉으로 인해 공기보다 약 20배 높은 비율로 전도될 수 있다.

제3절 수중에서 열 손실

물은 추위에 대한 생리적 변화가 일어나는 중요한 매개체로서 대기의 공기보다 25배 정도 열의 전도(conduction) 작용이 빠르기 때문에 28~30℃ 정도의 물에서도 열의 전도가 빨리 일어날 수 있다. 열의 전도는 사람의 체온과 물의 온도에서 일어나게 된다.

추워서 오들오들 떠는 현상(오한)은 강이나 바다에서 수상 운동을 하는 사람들이 아주 자주 겪게 되는, 열의 손실에 의해 일어나는 생리적 현상이다.

신체의 떨림은 대사 작용을 50%나 증가시킬 수 있으며, 그로 인해 신체에 열을 공급한다.

격렬한 신체 활동은 대사 작용을 70%까지 증가시킬 수 있지만, 그중 75%는 신체를 따뜻하게 유지하기 위해 이용된다.

제4절 수중운동의 다양한 효과

1 생리학적 효과

- 호흡량의 증가
- 혈압의 감소
- 근육으로의 혈액 공급량 증가
- 근육 대사의 증가
- 혈액순환의 증가
- 심박수의 증가
- 심장으로의 혈액 회귀량 증가

- 대사율의 증가
- 수중에 잠긴 부분 부종의 감소
- 감각 신경의 민감도 감소

2 근육 회복 증진

회복 반응은 환자가 물속에서 얼마나 편안한가에 달려있다. 치료적 수중의 온기는 근육의 긴장을 감소시키고 경직된 관절운동과 상해 예방에 도움을 줄 수 있다.

3 통증 감소

온수는 환자들에게 다양한 고통에서 회복을 도와주며, 편안한 느낌을 준다. 부력은 중력을 깨뜨린다. 그리고 관절에 주어지는 압력을 감소시켜 체중을 경감시킨다. 통증의 주기가 중지되어지고 온수의 효과는 보호 능력이 감소 된 근육의 긴장성 경련 마비 증상의 회복력을 증진시킨다. 온수에 들어가 있는 동안, 환자들이 느끼는 통증의 지각 작용이 시작된다. 이때 고통의 감소는 수중재활운동에서 가장 중요한 효과이다.

4 근육경련 감소

35℃ 이상의 더 따뜻한 온수에 들어가 있는 동안 신체의 부분들은 중심온도 쪽으로 온도의 상승이 시작된다. 이러한 온기는 경련성마비 증상을 감소시킨다.

5 관절운동 능력증가

물의 부력은 통증이 심한 관절들의 압력을 감소시키며, 동작의 움직임을 도와준다. 물은 지지력이나 보호 또는 분열되는 위험성을 감소시킨다. 움직임은 매우 쉬워지고, 물의 온기는 경련성마비를 감소시키고, 회복 증진에 도움을 주며, 근육 신장을 위한 연결세포의 준비를 도와준다.

근육이 신장 된 세포는 운동 후의 근육 통증과 상해를 방지한다. 물에서의 신체 활동은 부력에 도움을 받는다. 그 효과는 매우 탁월하며, 부력장치가 있다면 사용해도 좋다.

6 약해진 지구력과 근 강도 증가

물은 공기 중에서 보다 더 큰 저항력을 제공한다. 수중에서 움직이는 것은 더 일관적이며, 활발한 동작에서도 고통 없이 부력의 원리를 사용하여 쉽게 활동할 수 있다. 온수는 운동하는 근육과 약해진 길항근 경련 마비 증상의 회복력을 증가 시킨다.

수중운동은 골격근이 쇠약해지는 것을 예방할 수 있으며, 물의 자극 효과는 다양한 근육에 자극을 주어서 약해진 근육에 도움을 준다.

7 중력 감소

물속에 신체가 더 많이 잠길수록 신체에 주어지는 압력은 더 낮아진다. 수중운동은 상해 환자가 일어서거나 걷는 운동을 시작할 수 있게 해주고, 체력운동은 육상보나 더 효과적이고, 치료된 부분의 재상해의 두려움과 걱정 없이 할 수 있다.

8 혈액순환 증가

혈액순환은 34℃ 이상의 온도에서 증가한다. 물속에 있는 동안의 혈액의 재분배는 급변하는 혈액 흐름의 증가가 원인이 되고, 온수에 들어가 있을 때는 신체 온도의 증가는 피부 외양이나 피부의 혈관확장신경에서 발생한다.

신경세포 조직의 유동성은 상처 조직을 통해 더 자유롭게 움직이며, 치료의 진행을 더 빠르게 도와준다.

9 호흡근 향상

깊은 물에서 수압의 증가는 흉부로 호흡하는 동안 복부나 흉부 벽에 작용 된다. 호흡근의 경련성마비는 물에서 제공되는 온기로 자연스럽게 회복되어 진다.

수중활동은 폐기능을 향상시킬 수 있으며, 호흡의 구성력을 강화시킨다. 호흡 구성을 훈련시키는 것은 폐기능에 문제가 있는 환자에게 유익하다.

🔟 인체의 자각, 균형, 안정성 효과

온수는 신체 부위들의 움직임에 대한 자각증상을 자극한다. 수중활동은 근육의 재교육을 위한 환경을 제공한다.

수중에서 운동하는 동안 안전과 균형은 수중에 설치한 난간이나 평행봉, 수중 의자, 공기 주머니 등으로 가능하다.

🔢 자신감 향상

지상에서 운동할 수 없거나 통증을 느끼는 환자는 물에서 움직일 수 있는 긍정적인 환경을 제공한다. 완화된 동작은 지상에서 보다 훨씬 더 많은 활동을 할 수 있게 되어 재활에 도움을 줄 수 있는 자신감을 제공한다. 추락의 공포나 상처의 아픔, 고통이 경감되고, 수중에서 단체운동은 사회적 상호작용으로 비슷한 상해의 다른 환자들의 다양한 형태의 회복을 보여 줌으로서 동기유발을 할 수 있고 자신감을 준다.

제 5 절 수중운동 전망과 시설

1 수중운동 프로그램 전망

다양한 종류의 환자들에게 수중활동은 많은 이익을 줄 것이다. 수중활동을 위한 다양한 프로그램은 일어날 수 있는 모든 형태의 문제에 초점을 맞추어야 하며, 프로그램은 다양한 목표와 함께 향상될 것이다.

수중활동은 어떤 프로그램이든지 간에, 환자들에게 다양한 형태의 보조적 치료와 함께 수많은 긍정적 영향을 미치게 될 것이다.

앞으로 수중활동의 다양한 효과와 기능으로 인하여 수중운동 프로그램을 운영하는 전문적인 시설들이 확대 운영될 전망이다.

❷ 수중운동 프로그램을 위한 시설

◦ 수영장

수영장의 모양은 다양하지만 가장 일반적인 형태는 직사각이나 사각형으로 안전을 고려한 크기와 수심 조절을 위한 장치가 있으면 좋다.

◦ 물의 깊이

물의 깊이는 프로그램의 형태나 치료의 종류 그리고 환자의 나이와 상태에 따라서 다양하게 설치 운영되어야 한다. 수중운동에서 물의 깊이는 운동의 효과와 프로그램 구성에 큰 영향을 미치는 요소이다.

◦ 주변 시설

수영장 지역과 주위 환경, 건물의 복도는 휠체어나 환자들이 통행하기에 넓어야 하며, 복도의 벽에 설치한 난간은 균형감각이 없는 환자에 꼭 필요한 시설이다.

각 출입문은 쉽게 열리는 것이 좋으며, 휠체어를 이용하는 환자들이나 수영장으로 들어가는 환자들을 위해 열려있는 것이 좋다.

· MEMO ·

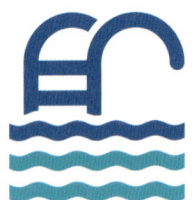

2편 수중재활운동

03장 수중재활운동 실천

  수중재활운동은 다양한 형태로 장애 치료 및 일반인의 재활에 도움을 줄 수 있는 보조적 역할로 계획된 치료학적 운동 방법이다.

  운동 프로그램은 준비운동, 스트레칭(근육 신장), 근육의 강화 및 지구력 운동 그리고 근육 이완 운동 등과 같이 특수한 형태를 갖추고 있다.

제1절 수중운동 부력기구

※ 일반인도 쉽게 구할 수 있는 실제 사용 운동기구만 주로 소개한다.
※ 다양한 일반 운동기구들을 수중에서 응용하여 사용할 수 있다.

- 목적: 수중운동 시 부력을 이용하여 저항 및 운동을 보조하는 목적
- 유형: 유산소 운동, 근력 운동, 스트레칭, 밸런스 운동 등
- 주의: 과도한 신전주의(요통 등 유발)

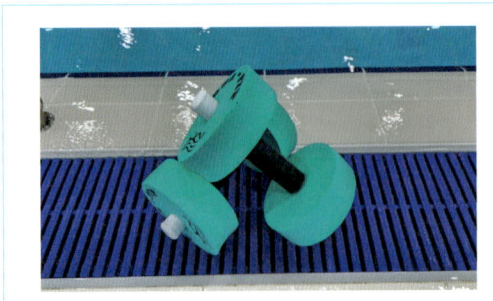

아쿠아 덤벨

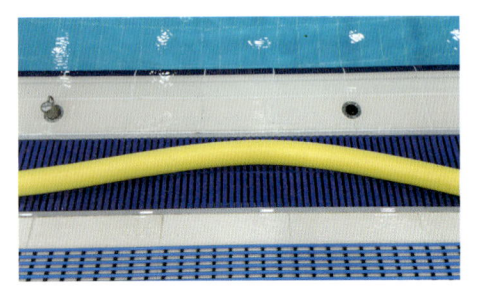

아쿠아 누들

제 2 절 수중운동 부양기구

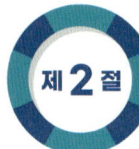

- 목적: 신체 부위를 수평면에 띄우기 위한 도구
- 유형: 근력강화, 스트레칭, 체간의 안정성 확보를 통한 운동성 향상 등
- 주의: 관절의 최대 각도 주의

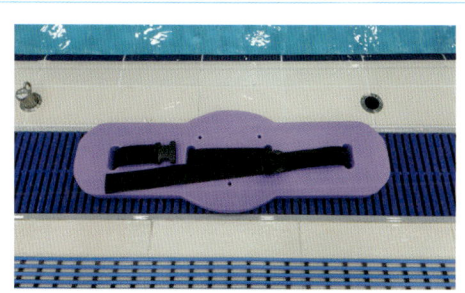

플로팅 벨트

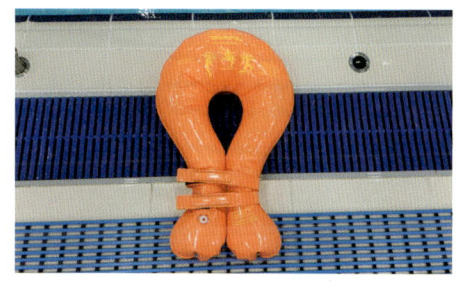

바디 - 핏

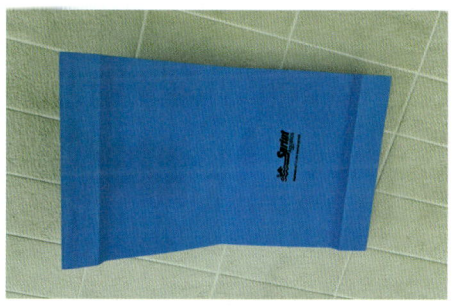

아쿠아 에어 매트

제 3 절 수중운동 저항(중력)기구

- 목적: 저항 및 중력을 이용한 근력(힘) 운동 장비
- 유형: 근력 강화, 부력이 없는 저항기구로 다양한 각도에서 운동 등
- 주의: 과도한 부하에서 오는 조직(근, 건, 인대) 손상 주의

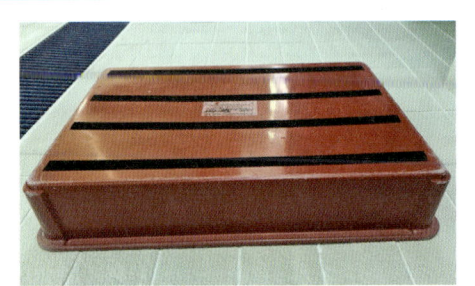

| 스탭 박스 | 하이드로톤 |

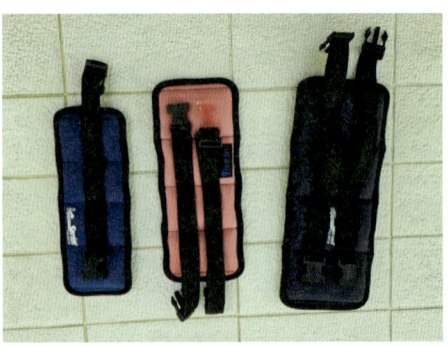

모래주머니(수중용)

제4절 수중재활운동 구성

1 준비운동(The warm-up)

준비운동은 항상 운동의 시작 부분에 실시한다. 생리학적으로 준비운동은 운동 전 신체적 적응이나 신체적 행동이 필요한 모든 상황에서 실시한다.

준비운동은 점진적으로 이루어지는 것이 좋으며, 에너지의 소비나 근육의 피로 없이 근육의 혈액순환이나 온도를 증가시키는 것으로 근육조직의 긴장을 완화하고 본 운동을 준비하는데 필수적이다.

수중재활을 위한 수영장의 온수(수중재활운동)는 신체 근육의 온도를 빠르게 증가시킨다. 수중재활 대상자들의 상태와 물의 온도에 따라 준비운동 시간을 결정한다.

- 근육 상해 가능성을 감소한다. 또한, 특정 근육의 온도 상승으로 인대의 상해가 감소한다.
- 강도 높은 운동이나 근육 신장 운동을 하기 전 더 충분한 준비운동을 실시하는 것이 좋다.
- 차가운 물일수록 더 충분한 준비운동을 한다.
- 준비운동은 주위의 환경이나 위치에 맞게 적절하게 실행하는 것이 좋다.

2 근육 신장(Stretching)

유연성 운동은 관절의 연결부 또는 관절 동작의 범위를 증가시키기 위한 근육 신장 운동이다.

자유로운 동작을 할 수 있는 관절은 환자들의 기능적 능력을 향상시킬 수 있으며, 더 자유로운 신체 활동을 만들 수 있다.

유연성의 증가는 근육과 힘줄을 더 유연하게 만들고, 인대의 유연성을 더 유효하게 해준다.

정적 근육 신장은 반동적인 근육 신장으로 생성되는 근섬유의 상처 없이 근육이 신장되기 때문에 가장 좋은 방법이다. 최대치의 근육 신장 효과를 얻기 위해서 약 10초~60초까지 근육 신장 상태를 유지하는 것이 좋다.

- 근육의 불균형이 존재할 때, 근육 하나가 더 약해졌을 때, 상반된 신경세포가 긴장할 때 등 이러한 효과가 있을 수 있는 근육에 강도 높은 운동을 하기 전에 동작의 중요한 범위를 행하기 위하여 충분한 근육 신장을 한다.
- 근육의 이완 단계에서 충분한 동작 범위 활동을 위하여 스트레스, 긴장, 근육 통증 등의 감소가 필요할 때 더 좋다.
- 관절 주위의 연세포 조직의 가동성이나 관절에 연관된 일반적인 운동 범위를 이완시킨다.
- 근육이 긴장이나 수축되어 돌아올 수 없는 상황을 예방한다.
- 근육 상해의 위험을 현저하게 감소시킨다.
- 관절이나 연 섬유 조직이 제한되는 동작 범위가 어떠한지를 결정하여 환자들을 평가해야 하고, 수중에서 근육 신장 운동은 환자들에게 많은 이익이 있다.
- 수중운동은 길항근과 주동근 사이의 균형을 지속시키고 유연성을 높인다.
- 환자는 수중에서 움직임을 조정하여 느린 동작의 운동으로 상처받기 쉬운 관절들을 방어해야 한다.
- 부상 후 원상태로 이완을 위해서 필요하다면 부력장치를 활용하는 것이 좋다.

3 근육 강화 및 지구력 운동(Muscular strength and endurance)

근육의 근육 신장은 특정한 근육과 연관되어 있으며, 근육의 강도나 크기는 함께 증가하고 감소한다. 물은 매우 좋은 운동 진행을 제공할 수 있는 우수한 환경을 가지고 있다. 물은 공기 중보다 훨씬 더 큰 저항을 제공하기 때문이다.

근육의 지구성은 일정 기간 재구성되는 근육 조직의 운동 능력이다. 만일 근육의 강도가 환자들이 얼마나 많이 들어 올릴 수 있는지의 기간을 생각해 보거나 개인의 노력으로 물을 통해 움직일 수 있는 환자의 저항 최고치 양을 생각한다면, 근육의 지구성은 환자가 얼마나 다양한 움직임을 쉽고, 지속적으로 할 수 있는지에 중요성을 알게 될 것이다.

- 운동의 제한된 기간이나 외과적 수술 후, 상해 후 근육이 약해질 때 근육 강화 운동이 필요하다.
- 환자들이 생활에 필요한 기술을 실행할 수 없거나 상해 또는 질병의 이유로 신체 활동이 제한될 경우 필요하다.
- 수중에서 모든 근육 강화 동작이나 운동들은 조심스럽게 제어하는 것이 좋다.
- 가능하다면, 부어오른 손발은 깊은 물 안에서 운동하는 것이 좋다. 수압은 부종을 치료해 주며, 상해로 인한 부종이나 통증이 감소되기 시작하면, 등장성 운동이나 등속성 운동을 하는 것이 좋다.

4 근육 이완(Relaxation)

근육 이완 시 일반적으로 근육에서 긴장이 완화된다는 것을 알 수 있다. 근육의 긴장은 생리학적으로 심한 상해나 통증의 결과로 발생 될 수 있으며, 심리적으로 스트레스 등 부정적인 원인 결과라고 할 수 있다. 이러한 요소들은 피로나 근육의 긴장을 초래할 수 있다.

근육 긴장은 관절 기능 부전증의 근본적인 요소가 되기도 하며, 지속적인 고통이나 영향을 받은 관절은 활동 장애가 일어날 수 있다.

치료적 수온은 근육의 피로 이완, 혈액순환의 증가, 근육경련 감소 그리고 고통의 수준을 효과적으로 감소시킨다. 이러한 효과들은 고통의 의미 있는 중단을 만들어 낼 수 있으며, 특정한 이완 기술과 일반적인 이완 기술 등 많은 이완 기술들은 서로 조화를 이루어 치료적으로 사용될 수 있다.

1) 다양한 이완 방법

■ HEAT(열기)

신체 온도를 높이는 것은 수중운동을 하기 전에 연 조직의 표면이나 내면의 온도를 높여줌으로써 단축되어진 근육 조직의 근육 신장에 도움을 준다. 수중운동 후 신체 온도를 높이는 것은 근육 피로 이완에 도움을 줄 수 있다.

- **MASSAGE(마사지)**

심한 통증이나 땅 위에서 움직이기 힘든 환자들에 대해서 물에서는 다양한 마사지 기술이 응용된다. 마사지는 혈액순환 증가, 민감한 고통의 감소, 그리고 피로 이완 증진 등 온수에 들어가 있는 것과 비슷한 효과를 가지고 있으며, 온수에 들어가 있는 경우는 물의 수압이 마사지와 같은 효과를 낸다. 치료 단계에서 근육의 경직이나 긴장 감소를 위해서 많은 압력이 필요하지는 않다.

- **JOINT TRACTION(관절 견인력)**

관절 표면이 개별적으로 또는 분리되어 쇠약해질 때, 골절 치료를 위한 견인 방법을 실시한다. 관절 가동력의 사용, 전술한 Stretching 기술 또는 관절 견인력의 연결은 관절 주변 근육의 경련이나 통증을 감소시킬 수 있다.

2) 일반적 이완 기술

치료에서는 일반적으로 많은 이완 기술이 사용되고 있으며, 이러한 기술들은 조금 지속적이거나 완전한 습득을 할 때까지 실행하는 훈련을 요구한다. 환자들은 한 가지 특별한 기술 또는 조합된 기술을 사용한다.

- **FLOATING(유동성)**

환자들은 유동성 장치를 사용하여 운동하는 데 도움을 받을 수 있다. 온수에 들어가 있을 때 체중이 감소되었다는 느낌은 관절 부위 통증 감소와 이완을 촉진할 수 있다.

- **AUTOGENIC RELAXATION(자율훈련 이완)**

이 기술은 자율적인 노력이나 집중을 통해 근육 긴장 감소와 연관 있다. 자율훈련 근육 이완 프로그램은 이완에 대한 자기 암시, 하나로 집중하는 명상 등이다.

- **BREATHING EXERCISE(호흡 운동)**

깊고 안정된 호흡은 긴장되어 있던 근육을 이완하는데 도움을 준다.

- **PROGRESSIVE RELAXATION(점진적 이완)**

환자의 근육 긴장이나 이완의 교차를 요구한다. 점진적 이완을 위한 명상이나 자기 암시와 같은 방법도 효과적이다.

5 유산소성 구성(The aerobic component)

상해를 당한 환자는 활기찬 운동으로 증가 된 심박수에서 충분한 유산소성 운동의 이익을 얻을 수 있다. 환자가 관절에 관계된 동작 범위의 활동이 성공적으로 회복된 후 그리고 지구력 수준이나 기능적 강도가 적절하게 이루어진 후 유산소성 운동이 환자들의 모든 프로그램에서 추가될 수 있다.

제5절 수중재활운동 실천

1 준비운동

※ 준비운동은 자신의 체력과 운동 목적에 따라 적당히 실시한다.

준비운동은 모든 운동 프로그램에서 실시하고, 준비운동은 낮은 강도로 실행하는 것이 좋다. 운동 프로그램을 위한 점진적인 준비운동의 시작은 근육 상해의 위험을 감소시킨다.

회복 운동 프로그램에서 준비운동이 주는 이익은 근육에 연관된 세포조직 안에서 준비운동으로 인해 온도가 상승하는 동안 가장 중요한 생리학적 변화가 발생한다는 것이다. 이것은 근육에 연관된 세포들의 신진대사 비율의 증가가 동반되고, 신진대사 변화 비율은 온도에 굉장히 민감하게 반응한다. 온도가 높을수록 세포질에서 생물학적 또는 효소학적 반응이 훨씬 더 커진다. 이것은 운동하는 동안에 산소의 이용이나 이동이 증진되어지는 마이오글로빈이나 헤모글로빈에서 산소가 훨씬 더 빨리 완전한 분리 작용을 할 수 있게 도와준다.

1) 팔 교차해서 당기기

- 한쪽 팔을 앞쪽으로 뻗는다. 이때 반대 손으로 당겨준다.
- 몸통이 움직이지 않게 주의하고 가볍게 실시한다(반대 실시).

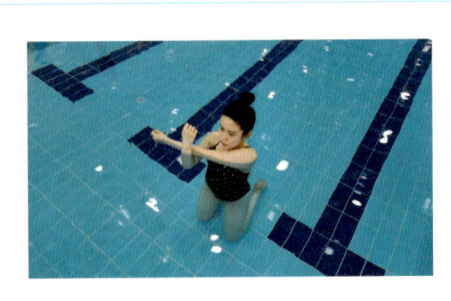
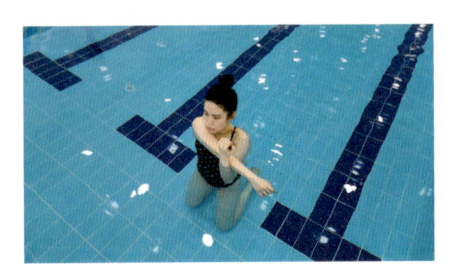

2) 팔 펴서 당기기

- 팔이 펴진 상태를 유지시킨다.
- 손바닥을 위로 향하게 하여 신체의 앞쪽으로 팔을 밀어낸다(이때 다른 한쪽 팔은 손바닥을 아래로 하여 신체 뒤로 밀어낸다).
- 팔을 반복하여 휘두른다.

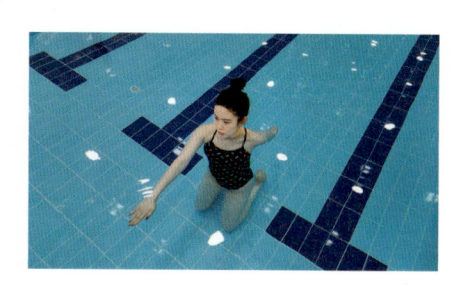 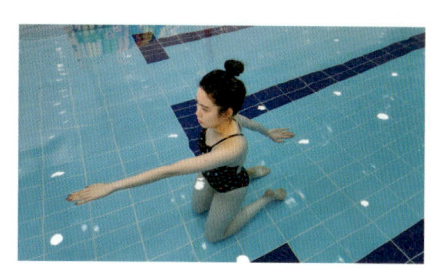

3) 가슴 젓기

- 두 팔을 동시에 뻗는다.
- 두 팔이 신체와 수평이 될 때까지 수평 외전을 한다.
- 팔꿈치가 90° 각도가 되게 구부린다.
- 중심선까지 팔을 내전 한다.

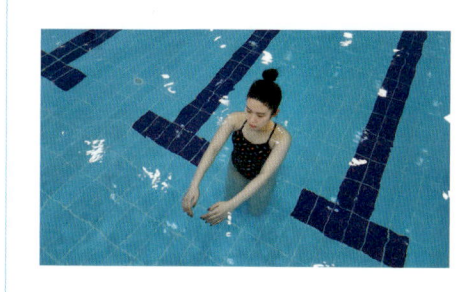 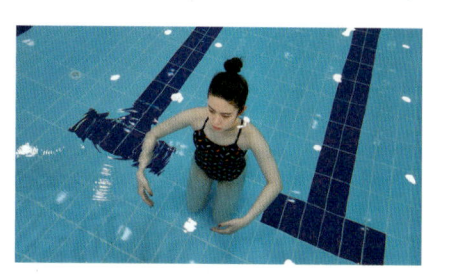

4) 교차 당기기

- 가슴 젓기와 비슷하며, 단 한번에 한 팔만 운동한다(나머지 한 팔은 골반).
- 몸통의 중심선 쪽으로 반복 운동한다. 그리고 내전하는 동안 신체를 가로질러 뻗는다.
- 가볍게 준비운동으로 실시한다.

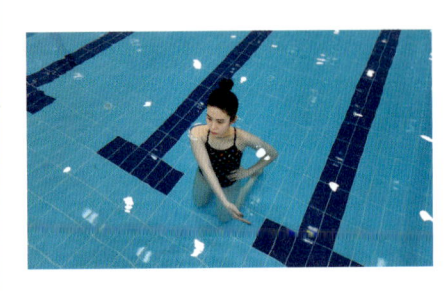 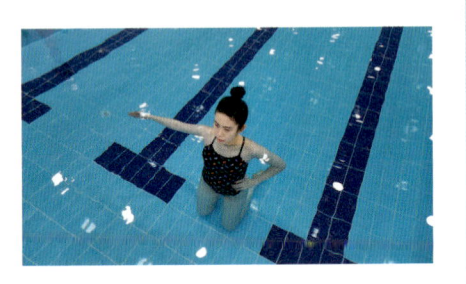

5) 반동 운동(몸을 가누지 못하시는 사람 또는 몸이 불편한 사람 위주)

■ 앞, 뒤로 반동 운동

- 똑바로 서 있는 상태에서 사용하지 않는 팔은 엉덩이나 물의 수면에 위치한다.
- 팔에 힘을 빼고 늘어뜨린 상태로 앞쪽과 뒤쪽으로 반복하여 젓는다.

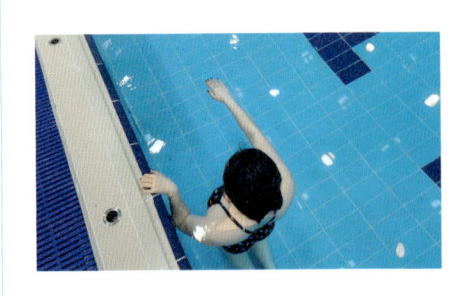 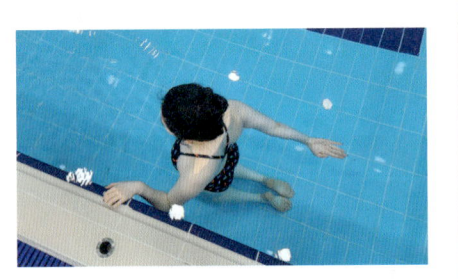

■ 반동 회전 운동

- 똑바로 서 있는 상태에서 사용하지 않는 팔은 엉덩이나 물의 수면에 위치한다.
- 시계 방향으로 팔을 회전시킨다. 그런 후 다시 반대 방향으로 회전시킨다.

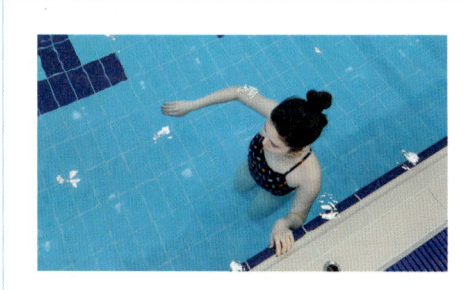 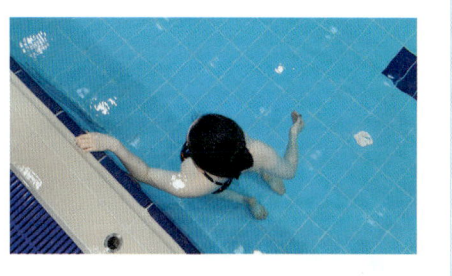

■ 반동 당기기 운동

- 똑바로 서 있는 상태에서 사용하지 않는 팔은 엉덩이나 물의 수면에 위치한다.
  (신체의 앞쪽으로 팔을 뻗는다)
- 어깨뼈를 오그라트리고 팔꿈치를 구부리면서 팔을 뒤로 당긴다.

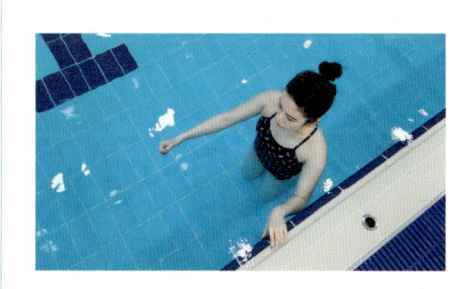 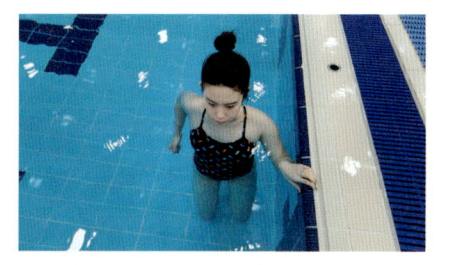

6) 전방 걷기

- 수직으로 선 상태에서, 발을 내디디면서 한쪽 발과 무릎을 굽힌다.
- 뒤꿈치를 먼저 땅에 착지하면서 발목과 다리의 근육을 신장시킨다.
- 발바닥 면을 모두 사용해서 천천히 실시한다.

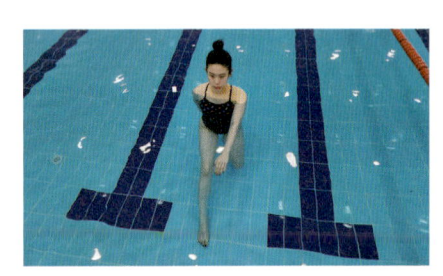
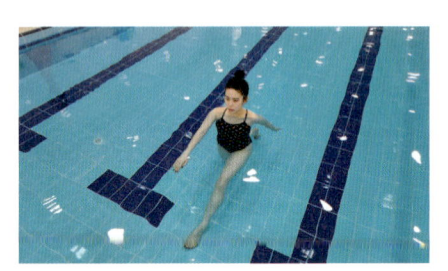

7) 후방 걷기

- 수직으로 선 상태에서, 엉덩이와 무릎을 굽힌다.
- 앞꿈치를 먼저 땅에 착지하면서 발목과 다리의 근육을 신장시킨다.
- 신체의 뒷부분과 다리의 뒷부분의 근육을 신장시킨다.

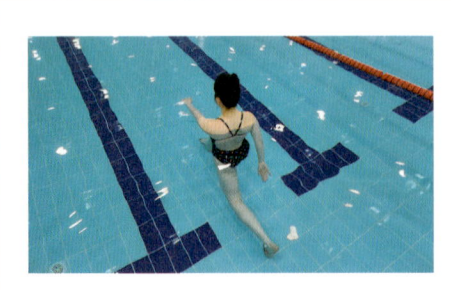
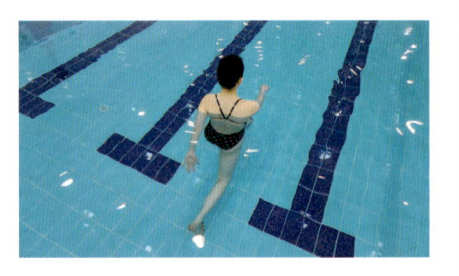

8) 측면 걷기

- 다리를 곧게 펴고 수직으로 선다.
- 한발을 바깥쪽으로 뻗는다. 그리고 바닥에 다리를 놓는다.
- 중심선으로 다른 한발을 당기면서 똑바로 선 자세를 만든다(반대 방향 반복 실시).

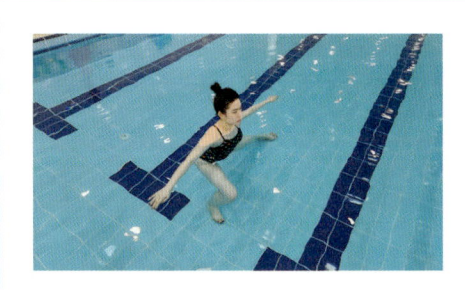 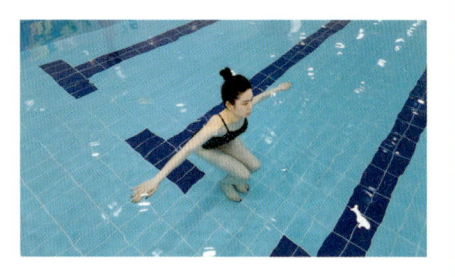

9) 발 교차 걷기

- 수직으로 선 상태에서 한발을 중심선을 교차하게 내전 시킨다.
- 반대 다리를 외전하여 다시 선 상태로 되돌린다.

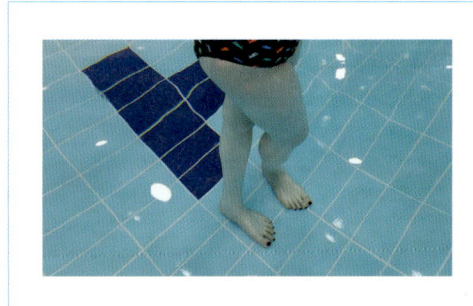 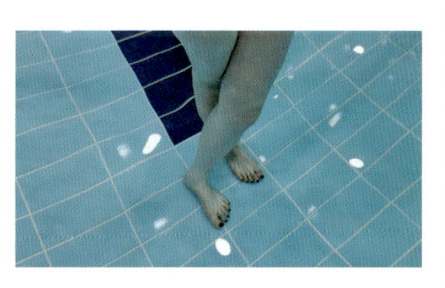

10) 다리 곧게 펴고 걷기

- 뒤꿈치를 바닥에 착지하지 않는 상태를 유지하면서 발가락만으로 운동을 실시한다.
- 앞꿈치를 바닥에 착지하지 않는 상태를 유지하면서 뒤꿈치만으로 운동을 실시한다.

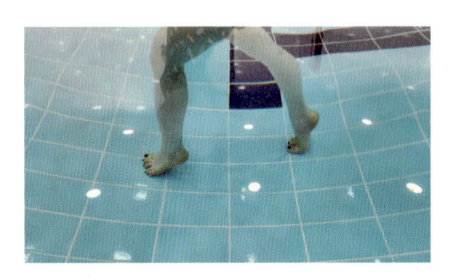 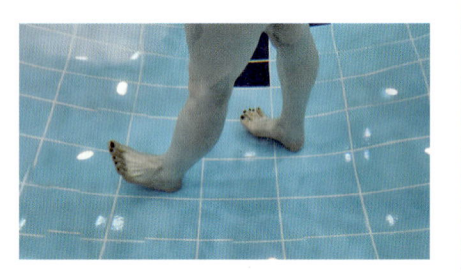

11) 킥보드 들고 걷기

- 몸의 앞쪽에 킥보드를 든다.
- 골반경사를 유지한다. 그리고 일직선의 자세를 유지한다.
- 걸어 갈 때 물밑 쪽의 킥보드를 붙잡고, 진행 방향의 엉덩이 위쪽에 킥보드를 위치한다.

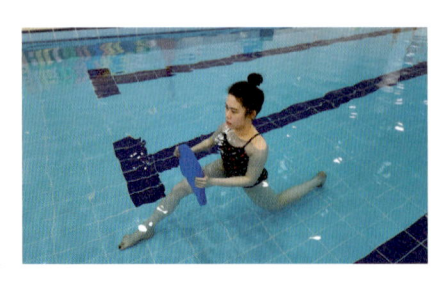 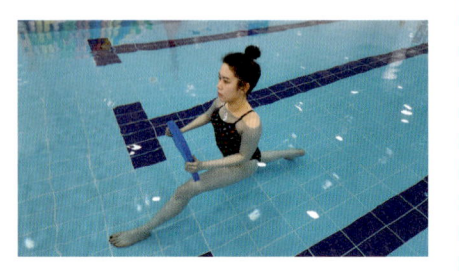

12) 무릎 90도 올려 걷기

- 제자리에 똑바로 선 상태에서, 엉덩이와 무릎을 90°로 올리면서 굽힌다.
- 다리를 내리면서 반대쪽 무릎과 엉덩이를 올리면서 굽힌다.
- 팔 동작은 편안하고 자유롭게 움직인다.

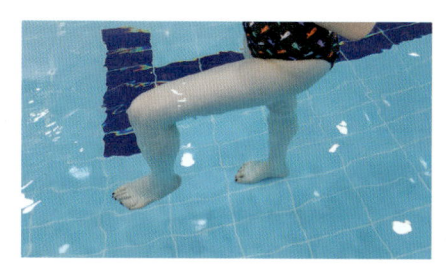 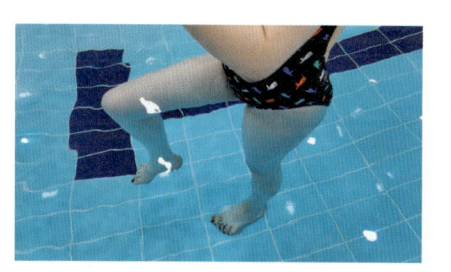

13) 달리기

- 세사리에 똑바로 선 상태에서 달리기를 실시힌다.
- 운동은 환자가 무리하지 않는 범위에서 운동의 속도를 조정한다.

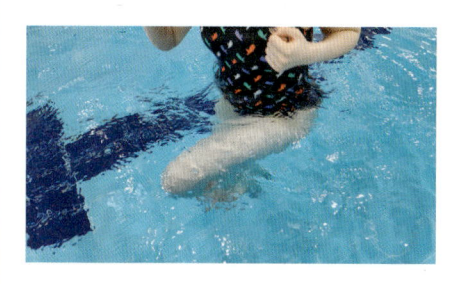 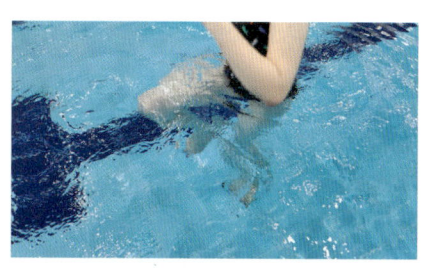

14) 자전거 타기

- 아쿠아 누들 또는 부력장치 같은 보조기구를 사용하여 복부를 팽창시켜 허리를 곧게 편 상태를 만든다.
- 한 번에 다리를 굽혔다 피는 수직 반복 동작으로 자전거 타기를 실시한다.

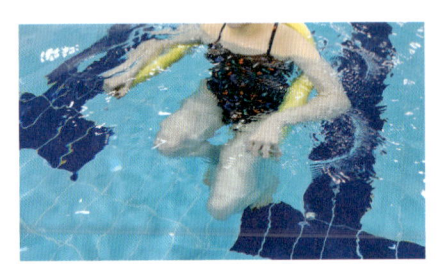 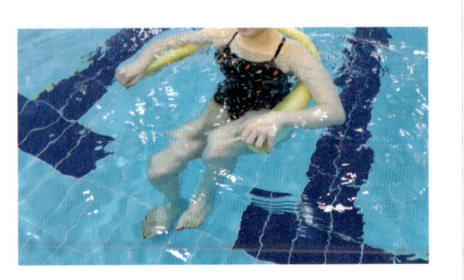

15) 골반 운동

- 어깨넓이로 서서 자연스럽게 팔로 벽을 잡는다.
- 시선은 앞쪽을 향한다.
- 자연스럽게 앞, 뒤로 엉덩이를 연속적으로 움직인다.
- 좌, 우로 자연스럽게 엉덩이를 움직인다.

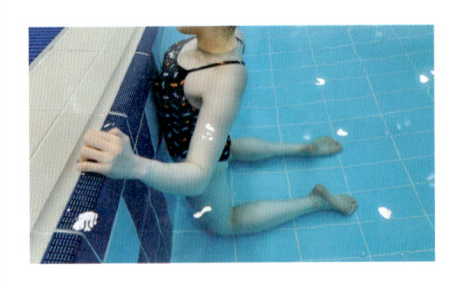 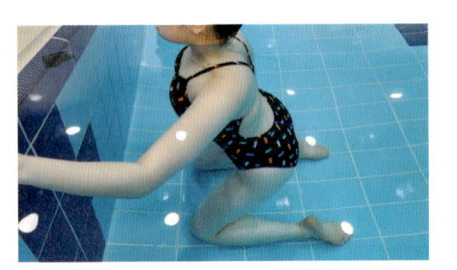

2 스트레칭

※ 스트레칭은 자신의 근육과 관절 가동범위 내에서 적절히 실시한다.

1) 흉근 스트레칭

- 어깨높이 정도로 팔을 뻗고, 손바닥은 하늘을 향한다.
- 어깨의 끝까지 팔을 수평 외전 한다. 이때 손바닥은 위쪽을 향한다.
- 멈추었다가 자연스럽게 원상태로 복귀시킨다.

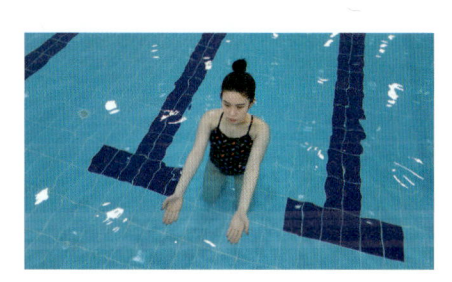 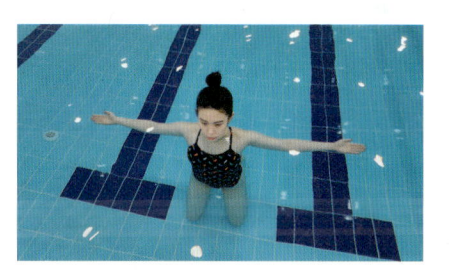

2) 어깨 운동하기

- 어깨를 귀쪽으로 올리고 멈춘다(반복 실시).
- 어깨를 시계방향과 반대 시계방향으로 돌린다(반복 실시).

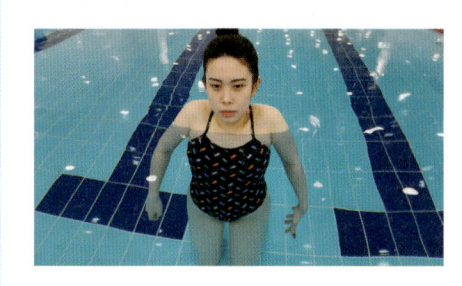 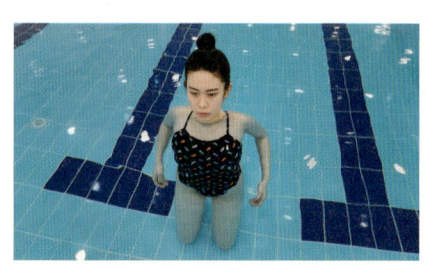

3) 팔꿈치 닿기

- 손을 어깨에 올려놓고, 팔꿈치는 바깥쪽을 향하게 한다.
- 천천히 팔꿈치를 내전 하여 몸 앞에서 만나도록 한다.
- 팔꿈치를 다양한 방향으로 스트레칭 한다(앞, 뒤, 좌, 우).

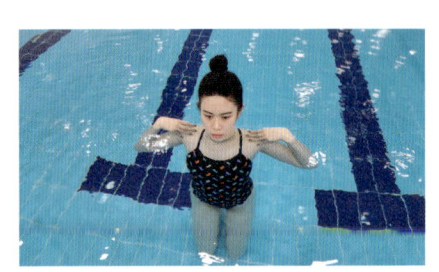
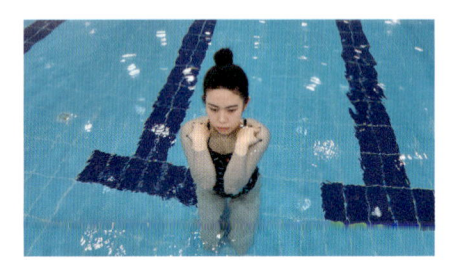

5) 껴안기

- 옆으로 팔을 벌린다.
- 반대편 어깨에 손을 위치시킨다.
- 팔을 약간 올린 상태에서 앞으로 잡아당긴다(반복 실시).

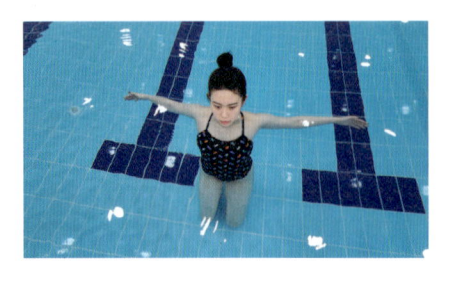
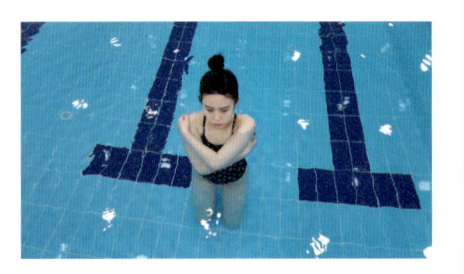

6) 등 뒤에서 뒤로 밀기

- 등 뒤쪽에서 손깍지를 낀다.
- 손은 아래쪽으로 당기며, 턱은 앞으로 당긴다(반복 실시).

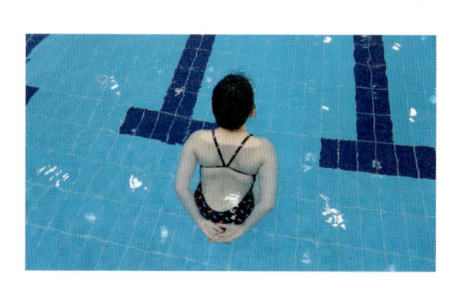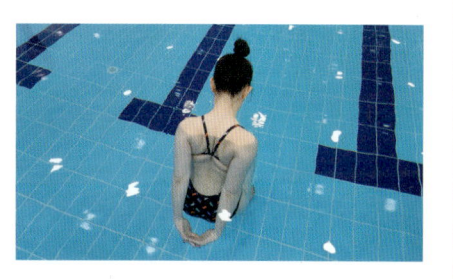

7) 머리 위로 팔 들어 올리기

- 가슴 앞쪽에서 손을 깍지낀다.
- 허리와 팔을 쭉 편 상태에서 가능한 한 높게 팔을 들어 올린다.

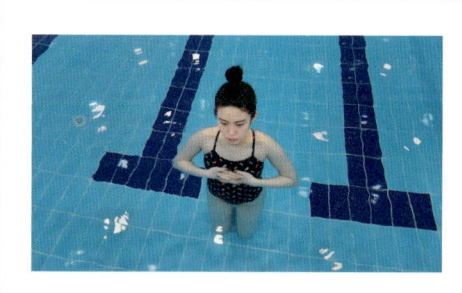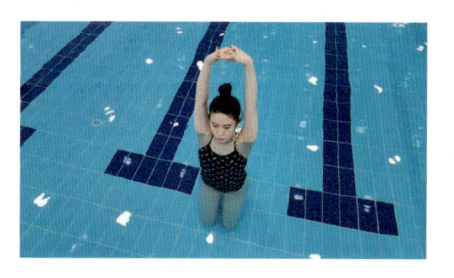

8) 팔 스트레칭

- 바깥쪽으로 손을 고정시키고, 손목을 구부려 손바닥을 수영장 바닥 밑쪽으로 오게 한다.
- 팔꿈치를 신장시키고, 전완이 신장되는 느낌을 받도록 팔을 뒤쪽으로 신장시킨다.
- 신장된 후 정지하였다가 일정한 시간 후 이완시킨다.

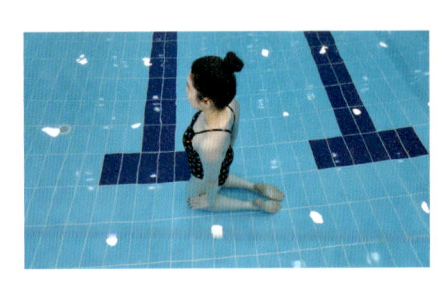 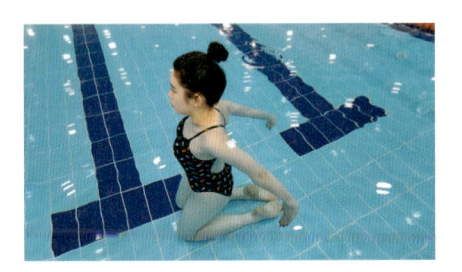

9) 삼두 스트레칭

- 한손은 머리 뒤 목쪽으로 향하고 한손은 손바닥으로 팔꿈치를 감싼다.
- 척추 쪽으로 가능한 한 밑으로 내려 정지한다.
- 반대 팔도 번갈아 실시하되 부드럽게 실시한다.
- 신장 된 후 정지하였다가 일정한 시간 후 휴식한다.

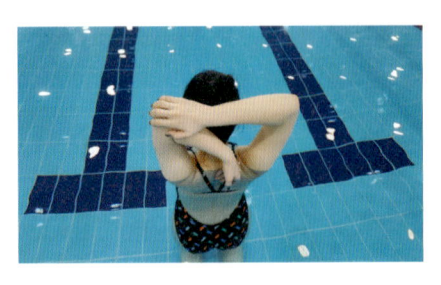 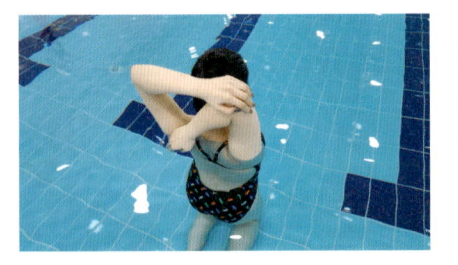

10) 손목 운동

- 손목을 천천히 구부린다. 그리고 구부린 상태로 일정시간 멈춘다.
- 손목을 천천히 근육을 신장한다. 그리고 근육을 신장한 상태로 일정시간 멈춘다.

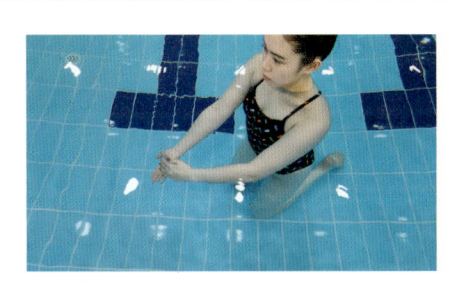 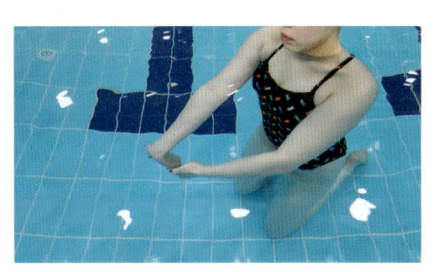

11) 핀 손가락 펴기

- 손가락을 각각 천천히 옆으로 핀다.
- 천천히 손가락을 모은다.

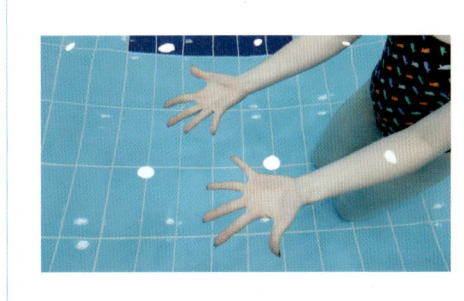 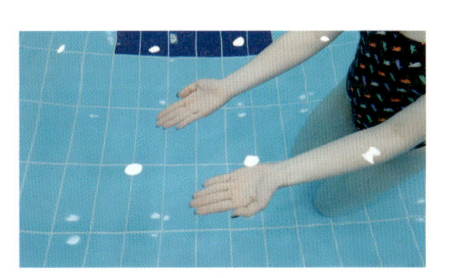

12) 주먹 펴기

- 가능한 한 크게 손가락을 편다.
- 천천히 주먹을 쥔다.

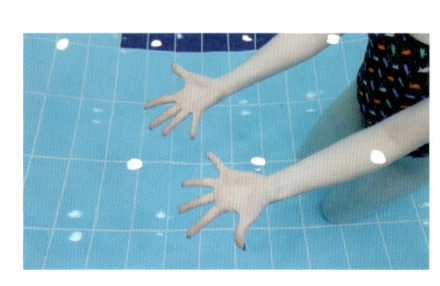 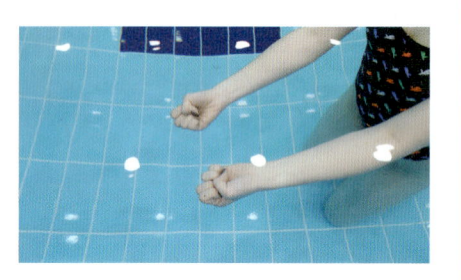

13) 손바닥 스트레칭

- 한쪽 손을 펴고 다른 한 손을 사용하여 손목을 편 상태에서 손가락을 잡고 신장시킨다.
- 신장된 후 정지하였다가 일정 한 시간 후 이완시킨다.

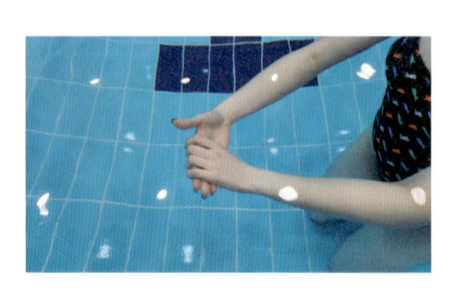 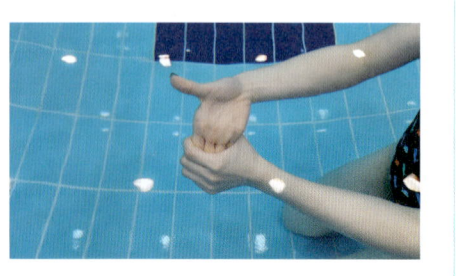

14) 합장

- 손가락이 위로 향하여 손바닥을 모은다.
- 손을 아래로 내리고, 팔꿈치는 위로 올린다.

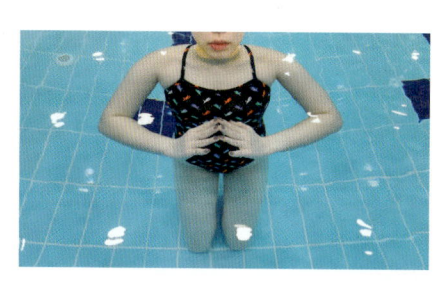 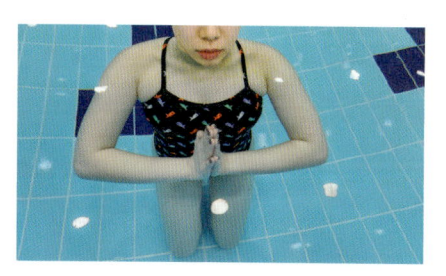

15) 골반 굴근 스트레칭

- 한쪽 다리를 앞으로 내민다. 그리고 무릎을 굽히면서 다른 한쪽 발은 뻗은 상태를 유지한다.
- 몸을 똑바로 세운 상태를 유지시키면서 엉덩이를 앞쪽으로 밀어낸다.

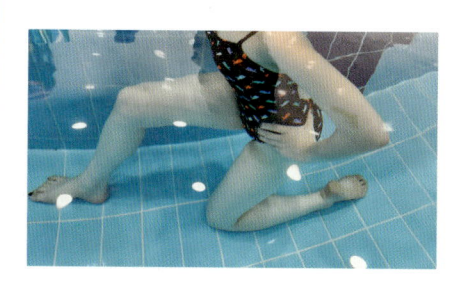 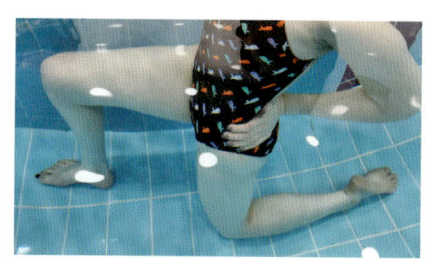

16) 골반 장근 스트레칭

- 다리를 교차하여 선다.
- 엉덩이를 수영장의 벽쪽(옆쪽)으로 밀어낸다.
- 허리를 앞쪽으로 구부리지 않는다.

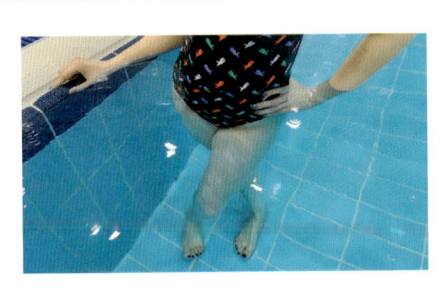 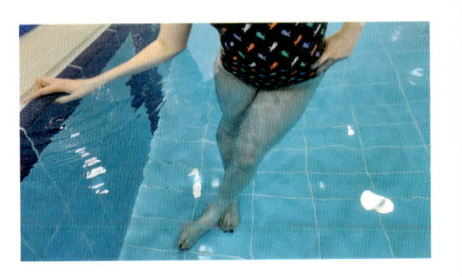

17) 골반 스트레칭

- 수영장 내 벽에 등을 대고 한쪽 무릎위에 다른발 발목을 올리고 앉으며 스트레칭한다.
- 번갈아 가며 스트레칭 한다.

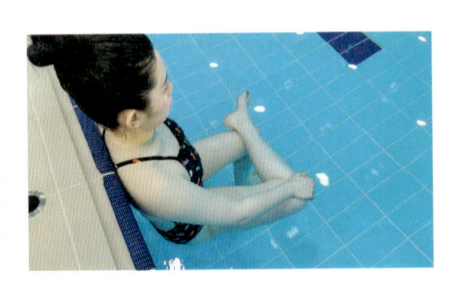 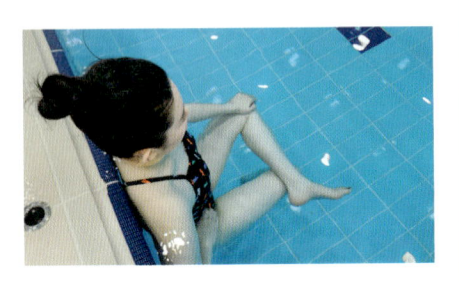

18) 대퇴부 스트레칭

- 수영장의 벽을 지지하여 선다.
- 발목을 잡고 대퇴근이 신장 될 때까지 엉덩이 쪽으로 당긴다.

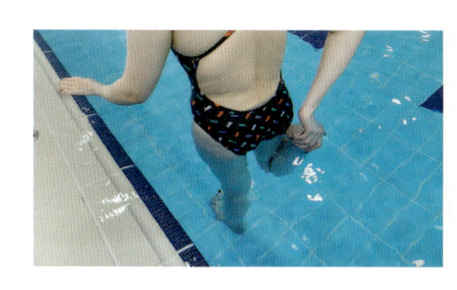 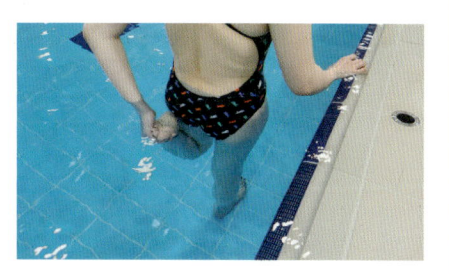

19) 무릎관절 돌리기

- 양 무릎을 손으로 잡고 돌려준다.
- 단, 깊이가 있는 수심에서는 수영장 벽면을 잡고 무릎을 돌려준다.

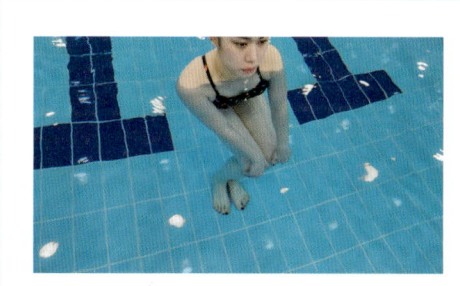 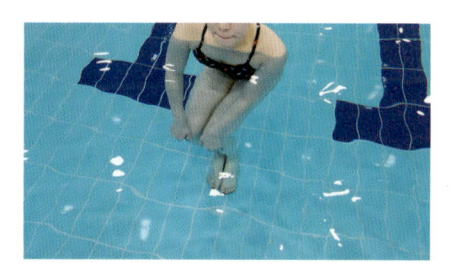

20) 무릎으로 벽면 밀어내기

- 양손으로 수영장 벽면을 잡고 어깨너비로 발바닥을 수영장 벽면에 붙힌다.
- 무릎을 구부렸다 폈다 반동 없이 실시한다.

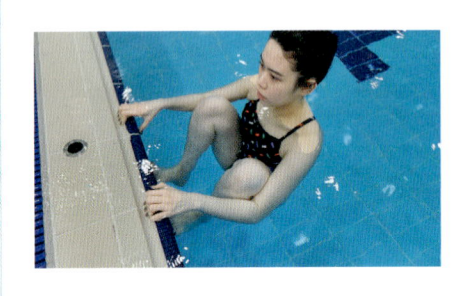 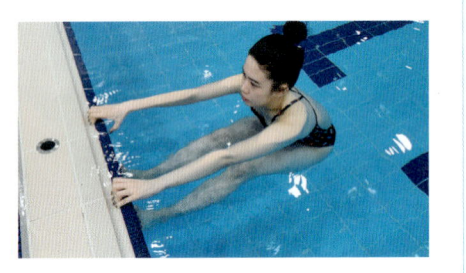

21) 다리 교차하여 벽면 밀어 스트레칭

- 수영장 벽면에 두 발바닥을 댄 후 한다리를 다른 다리에 올려 교차하게 만든다.
- 접었다 폈다 반복한다.

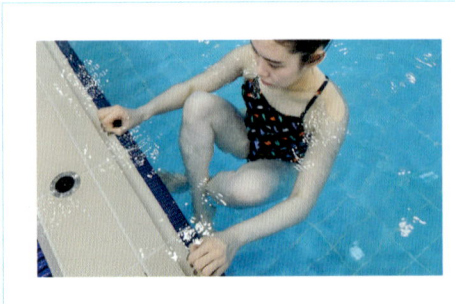 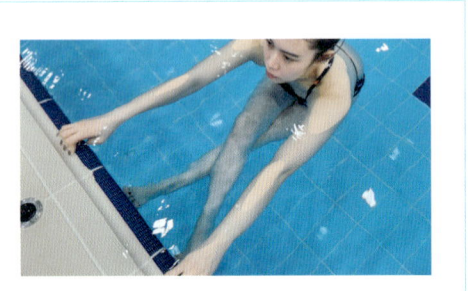

22) 종아리 스트레칭

- 수영장 외벽의 난간을 붙잡고 서서 한쪽 다리를 앞으로 내밀고 발가락을 수영장 벽에 붙인다.
- 뒤쪽의 다리는 뻗은 상태로 뒷꿈치를 바닥에 붙인 상태로 엉덩이를 앞쪽으로 민다 (반대 발 병행 실시).
- 그 상태로 잠시 멈춘 후 휴식한다.

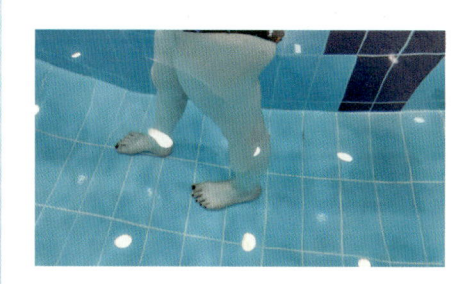 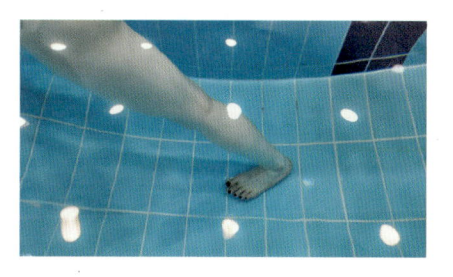

23) 앞말과 종아리 스트레칭

- 수영장 외벽의 난간을 붙잡고 서서 한쪽다리를 앞으로 내밀고 발뒤꿈치를 벽에 가깝게 붙인다. 발가락은 벽의 위쪽으로 향한다.
- 뒤쪽발의 뒤꿈치는 바닥에 붙인 상태에서 앞 발꿈치를 아래로 민다.
- 그 상태로 잠시 멈춘 후 휴식한다.

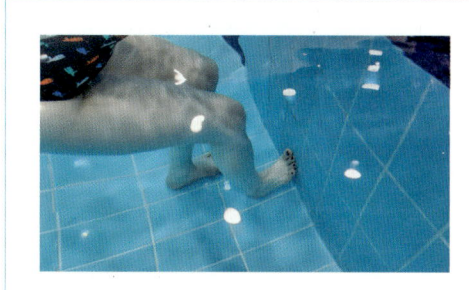 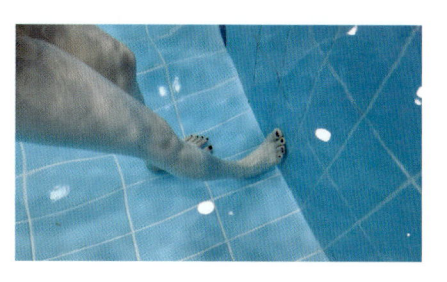

24) 정강이 스트레칭

- 수영장의 외벽에 서서 발등을 바닥에 댄다.
- 바닥 쪽으로 발등의 표면을 천천히 누른다.
- 그 상태로 잠시 멈춘 후 휴식한다.

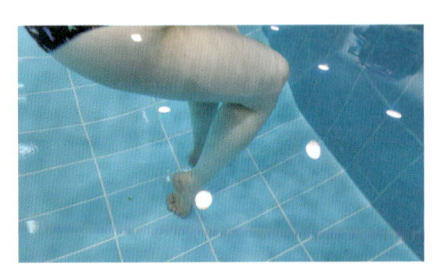 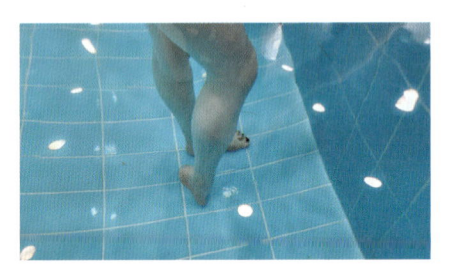

25) 목 스트레칭

- 한쪽 팔로 다른 팔의 손목을 붙잡고 잡아당기면서 머리를 부드럽게 어깨에서 멀리 밀어낸다(반대편 실시).
- 그 상태에서 약 10~15초 정지한다.

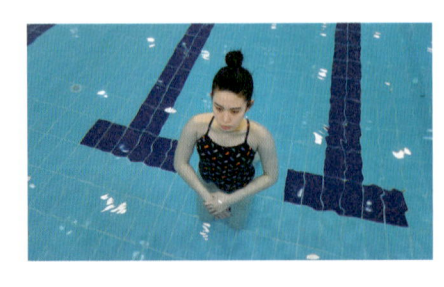 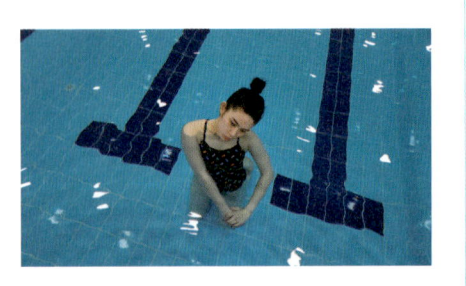

26) 목 사다리꼴 스트레칭

- 한쪽 팔로 등 뒤쪽으로 하여 반대쪽 귀 부분을 잡고 부드럽게 반대쪽 어깨 쪽으로 당긴다(반대편 실시).
- 그 상태에서 약 10~15초 정지한다.

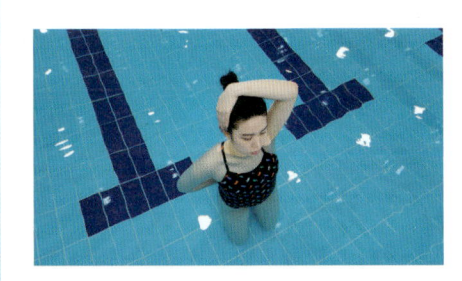 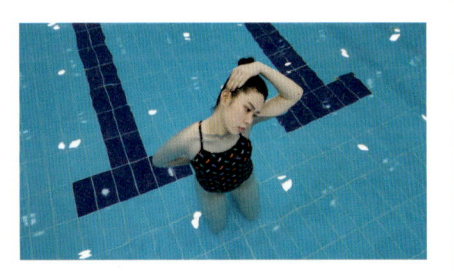

27) 목 굴곡 스트레칭

- 척추를 곧게 편 상태에서 턱 끝을 가슴 쪽으로 내린다.
- 그 상태에서 약 10~15초 정지한다.

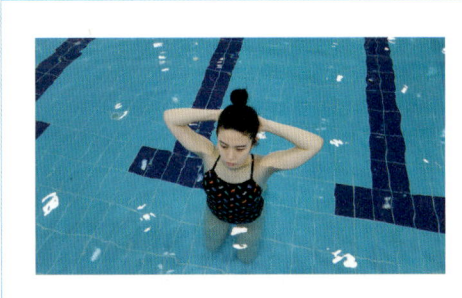 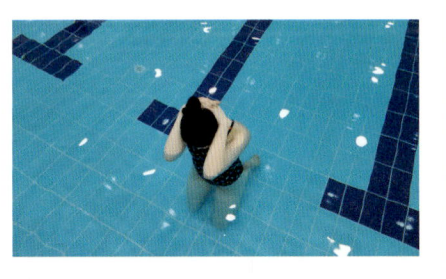

28) 무릎 올려 스트레칭

- 등을 수영장벽에 기댄 상태에서 두 발을 모으고 선다.
- 두 손으로 무릎을 붙잡고 반대쪽 발은 곧게 편 상태에서 가슴 쪽으로 당겨 올린다.
- 그 상태에서 잠시 멈춘 후 휴식한다.

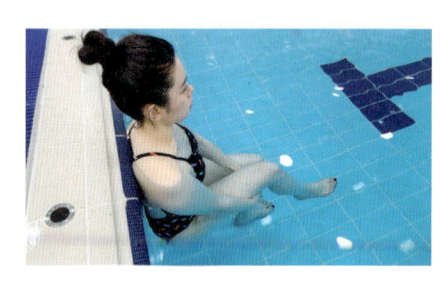 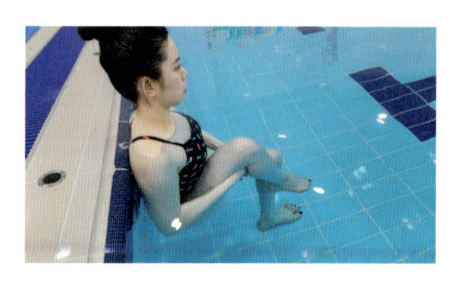

29) 허리 굴곡, 신장 스트레칭

- 다리를 어깨넓이로 수영장의 난간을 붙잡고 선다.
- 팔을 쭉 뻗은 상태에서 가슴을 조금 올리면서 엉덩이를 앞쪽으로 밀어낸다.
- 허리를 구부리면서 엉덩이를 뒤로 밀어낸다.

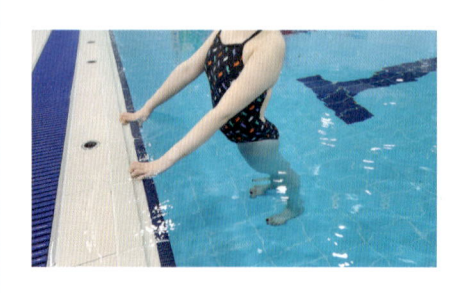 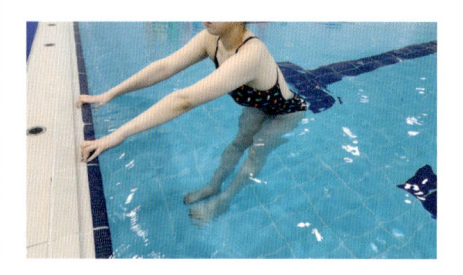

3 근육 강화 및 근지구력 운동

※ 근육 강화 운동은 자신의 운동 목적에 적합하게 적당한 강도로 실시한다.

1) 어깨 전면부 운동

- 저항기구를 손으로 잡고 앞으로 들어준다.
- 팔을 몸의 가슴까지 들어올리고 내리고를 반복한다.

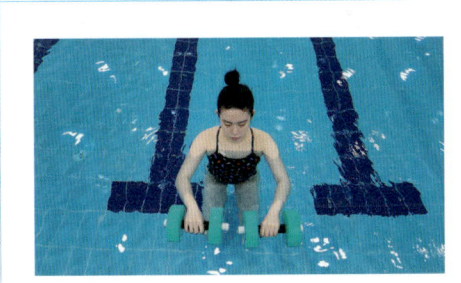 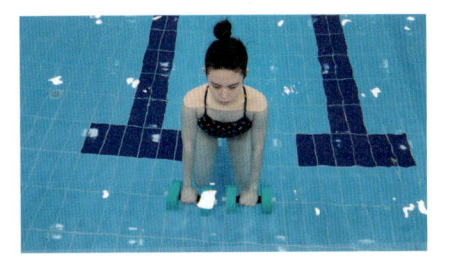

2) 어깨 측면부 운동

- 저항기구를 손으로 잡아 허벅지에 위치해준다
- 허벅지까지 양 옆으로 올렸다 내렸다 해준다.

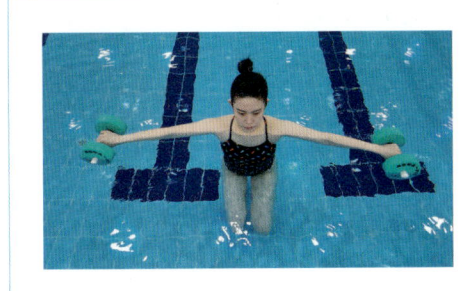 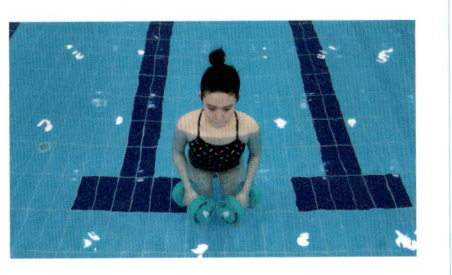

3) 어깨 후면부 운동

- 저항기구를 손으로 잡고 엉덩이 뒤쪽에 위치해준다.
- 엉덩이 뒤쪽에서 옆으로 좌우로 움직여준다.

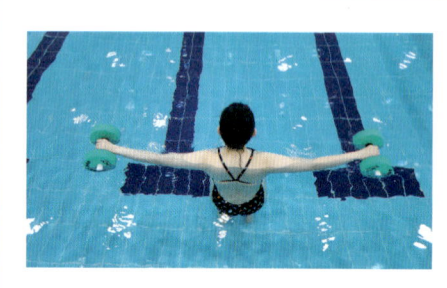 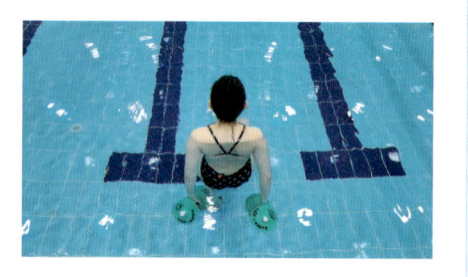

4) 어깨 수평 내전, 수평 외전 저항 운동

- 양팔을 벌려 어깨선에서 저항기구를 뒤쪽으로 몸 앞쪽으로 든다.
- 손바닥을 뒤쪽으로 하여 몸 앞에서 뒤쪽으로 밀어낸다.
- 손바닥을 앞쪽으로 돌려서 몸 앞쪽으로 밀어 올리며, 최초의 형태로 돌아온다.

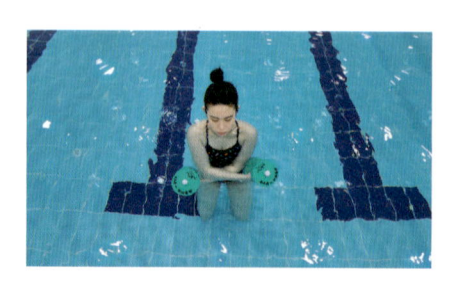 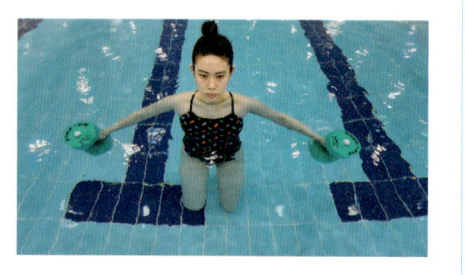

5) 내부, 외부로의 교대 저항 운동

- 팔을 90° 구부려 저항기구를 손에 든다.
- 바닥과 수평하게 양팔을 들고 안쪽으로 X자를 그려주고 손등으로 바깥쪽으로 당겨준다.
- 위 방법을 반복한다.

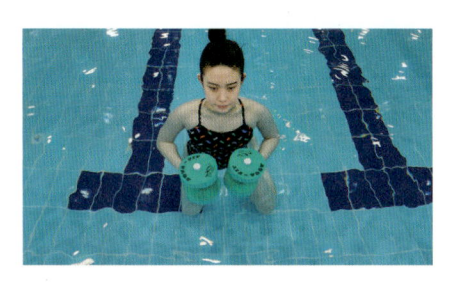 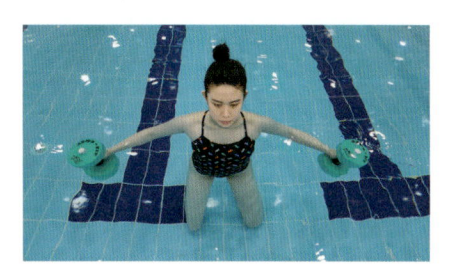

6) 팔꿈치 구부리기

- 팔을 뻗은 상태에서 양손에 저항기구를 든다.
- 몸 안쪽으로 팔꿈치를 굽히면서 손은 몸 안쪽으로 들어오게 한다.
- 최초의 형태로 돌아와 반복 실시한다.

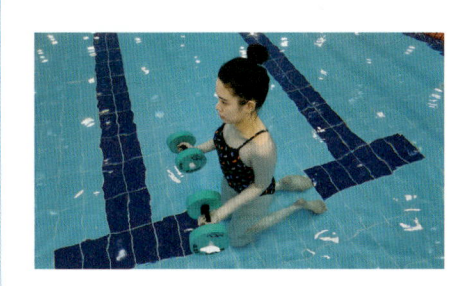 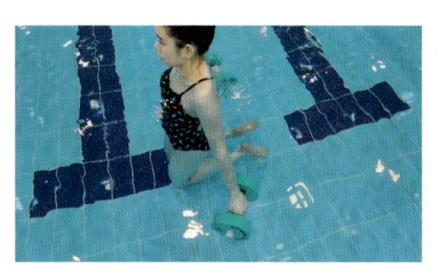

7) 손바닥 내전, 외전 저항 운동

- 손을 물속에 넣고, 손바닥을 폈다 접었다 반복해준다.
- 예시) 가위바위보

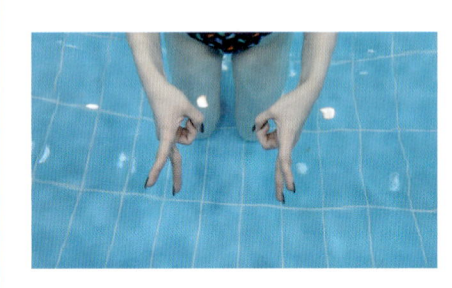 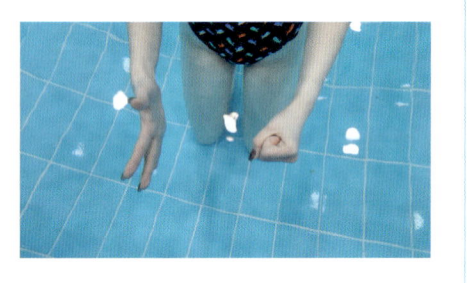

8) 손목 원 회전 운동

- 바깥쪽으로 팔을 뻗어 손목을 천천히 시계방향으로 원회전 시킨다.
- 시계 반대 방향으로 원회전 한다.
- 반복하여 실시한다.

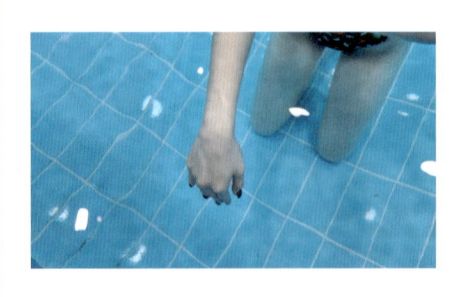 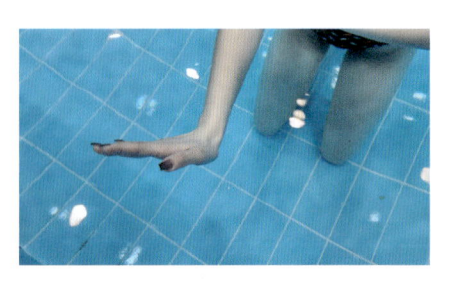

9) 손목 신장, 굴곡 강화 운동

- 팔꿈치를 펴고 몸통에 고정시킨 후 덤벨을 잡는다.
- 부하 기구를 들고 손목을 굴곡과 신장을 반복한다.

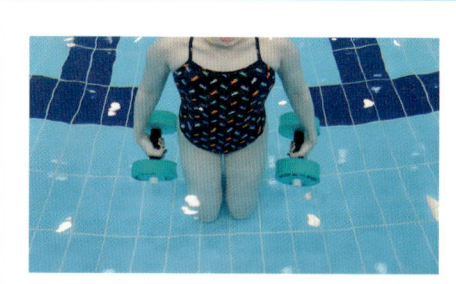 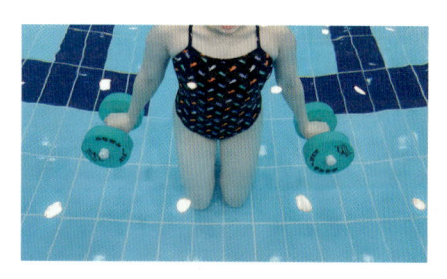

10) 골반 근육 굴곡 운동

- 수영장 내 수평봉이나 벽을 잡고 서서 지지발의 반대 발을 뻗은 상태에서 몸의 앞쪽으로 들어올린다.
- 몸을 곧게 펴고 오직 엉덩이만 굴곡되게 하고, 다시 최초의 형태로 돌아온다.

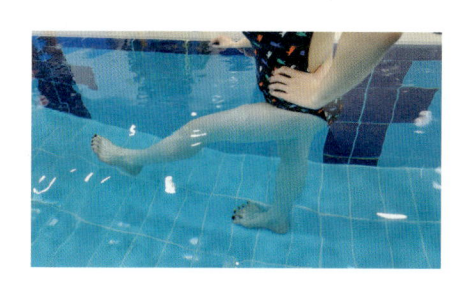 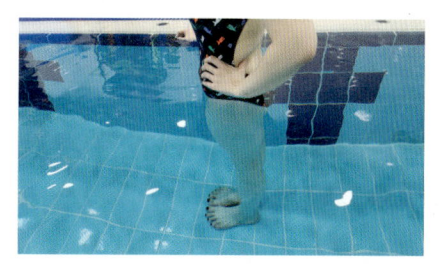

11) 골반 근육 신장 운동

- 수영장 내 수평봉이나 벽을 잡고 서서 지지발의 반대 발을 뻗은 상태에서 몸 뒤쪽으로 들어올린다.
- 몸을 곧게 펴고 오직 엉덩이만 신장되게 한다.
- 최초의 형태로 돌아온다.

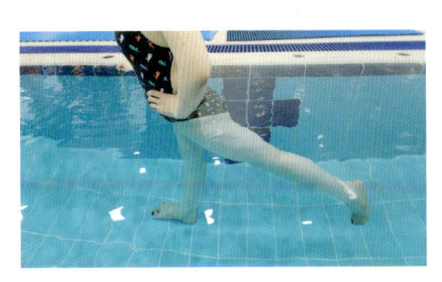 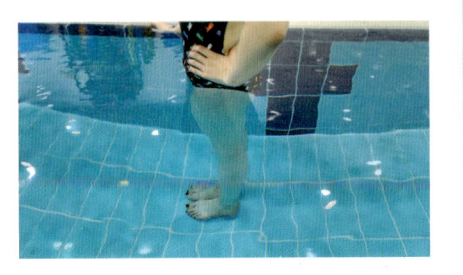

12) 골반 내전, 외전 운동

- 수영장 내 수평봉이나 벽을 잡고 서서 팔을 길게 늘여선다.
- 몸을 곧게 펴고 서서 외측으로 뻗어올린다.
- 내측으로 내리며, 반복 실시한다.

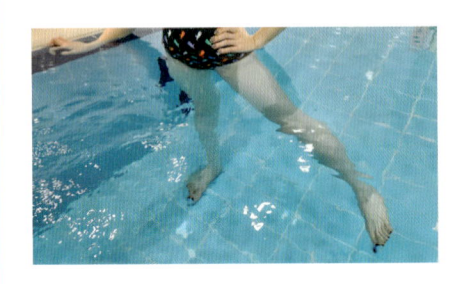 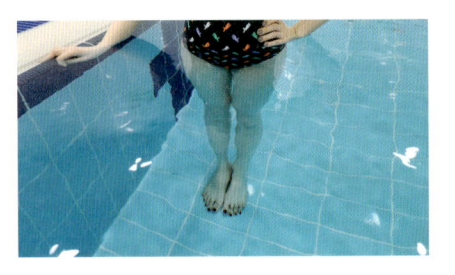

13) 골반 회전 운동

- 수영장 내 수평봉이나 벽을 잡고 서서 팔을 길게 늘여 선다.
- 몸을 곧게 펴고 서서 외측으로 뻗어 올린다.
- 시계방향으로 회전한 후, 시계 반대 방향으로 회전한다(반복 실시).

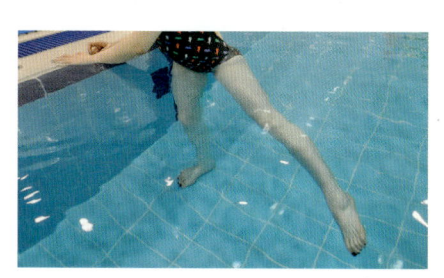 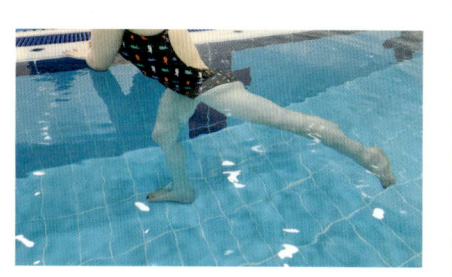

14) 무릎 구부려 골반 회전 운동

- 수영장벽 쪽을 향해 선후 한쪽 다리를 들이 90°로 무릎을 굽혀 들어올린다.
- 무릎을 구부린 상태에서 수평으로 바깥쪽으로 밀어낸다.
- 다시 수평으로 안쪽으로 이동한다(반복 실시).

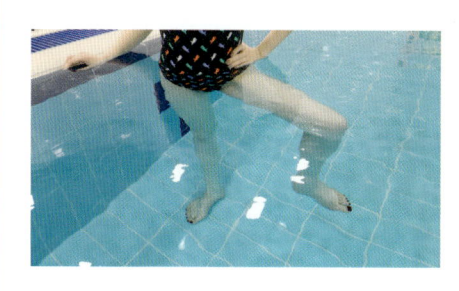 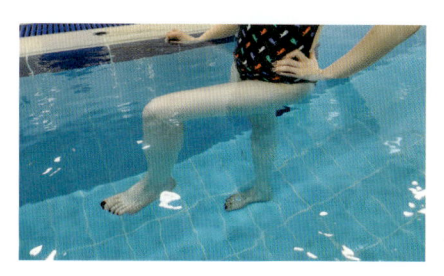

15) 한쪽다리로 자전거 타기

- 수영장의 벽면을 잡고 한쪽다리를 지탱하여 반대쪽 다리를 구부려 올려 자전거를 탄다.
- 반대 발과 병행하여 반복 실시한다.

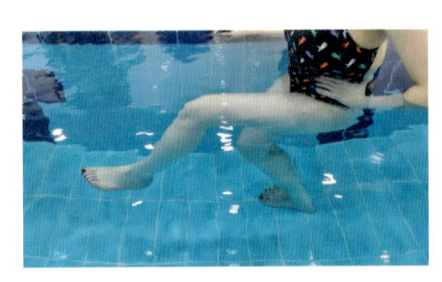 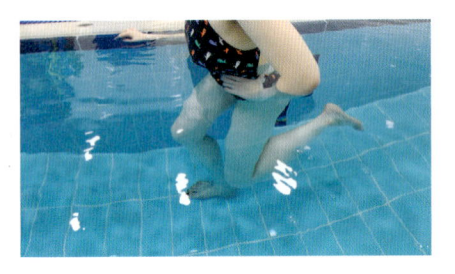

16) 다리 뒷면 근육으로 끌어내리기

- 수영장의 벽에 기대어 서서 다리를 약 90°로 들어 올린다.
- 다리 뒷면 근육으로 끌어내린다.

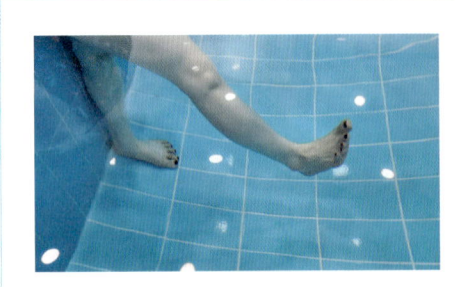 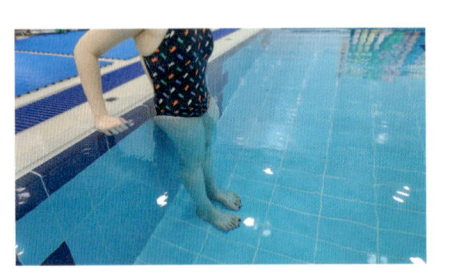

17) 쪼그려 앉기

- 수영장 벽을 잡고 어깨넓이로 선다.
- 천천히 무릎을 굽혀 수면에 몸통이 잠길 정도까지 낮게 앉는다.
- 허리를 구부리지 말고 최초의 위치로 일어선다.

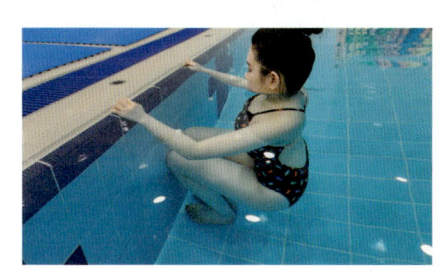 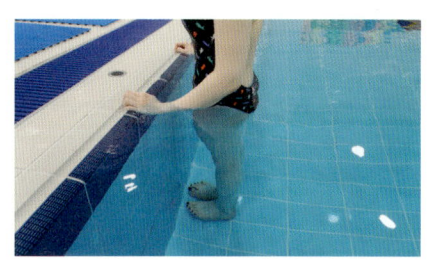

18) 발차기

- 수영장의 난간을 붙잡거나 부력장치를 이용하여 수면에 엎드린다.
- 무릎의 굴곡과 근육 신장을 병행하여 발차기를 실시한다.

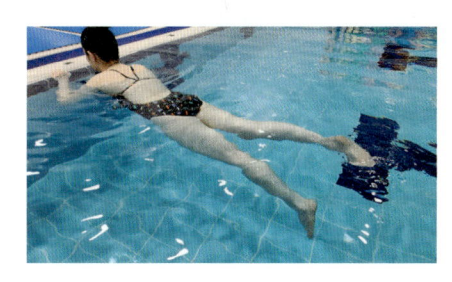 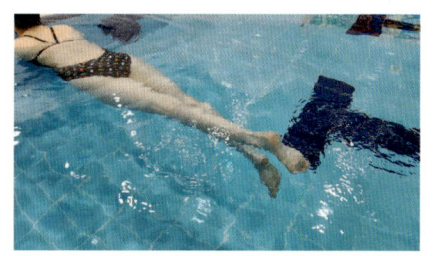

19) 발등 들어 올리기

- 등을 수영장의 벽에 대고 발을 몸 앞으로 뻗는다.
- 발가락을 머리 쪽으로 천천히 당긴다.

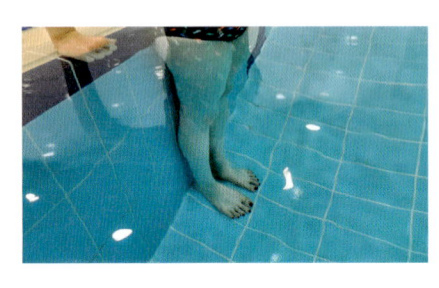
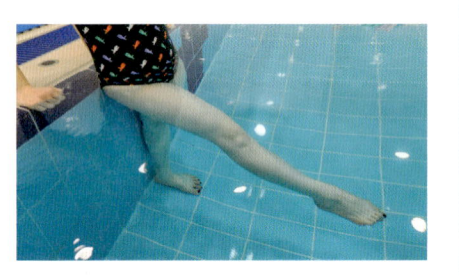

20) 뒤꿈치 올리기

- 수영장의 난간을 붙잡고, 천천히 뒤꿈치를 위로 올린다.
- 한발씩 실시할 수도 있다.

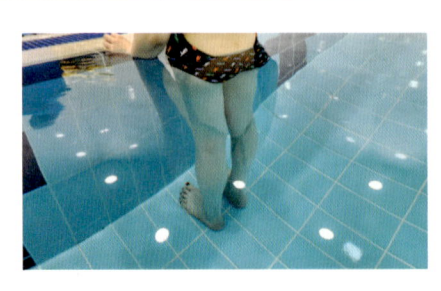
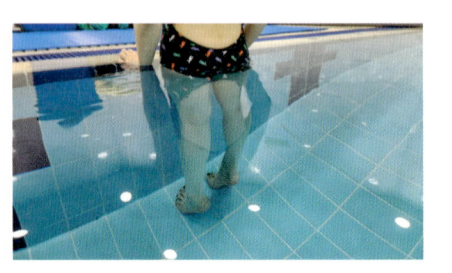

21) 발목 걷기

- 뒤꿈치로 걷기
- 앞꿈치로 걷기
- 발바닥의 바깥 면으로 걷기
- 발바닥의 안쪽 면으로 걷기

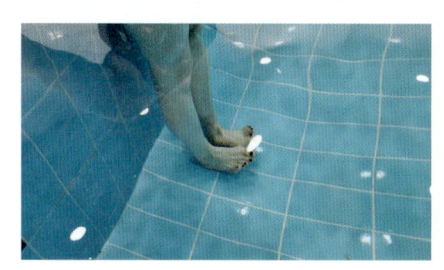 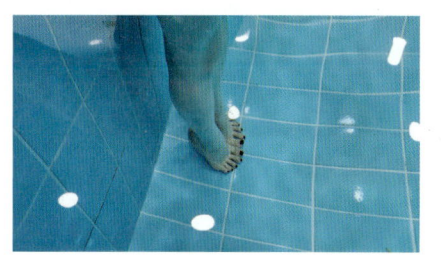

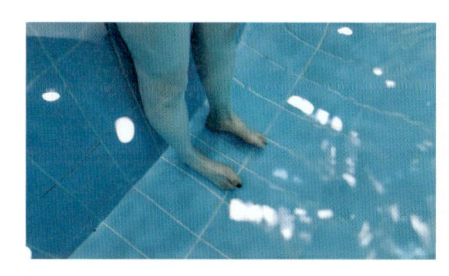 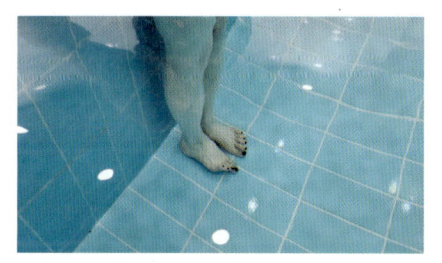

22) 목 굴곡 운동

- 천천히 가슴 쪽으로 턱을 내린다.
- 얼굴을 앞쪽으로 하면서 들어 올린다.

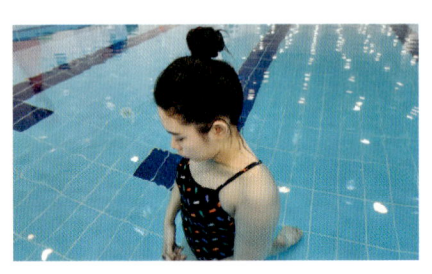 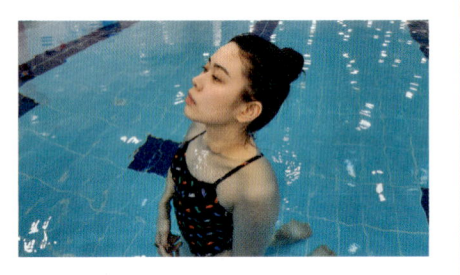

23) 목 신장 운동

- 천천히 목을 뒤쪽으로 신장시킨다.
- 머리를 똑바로 세운다.

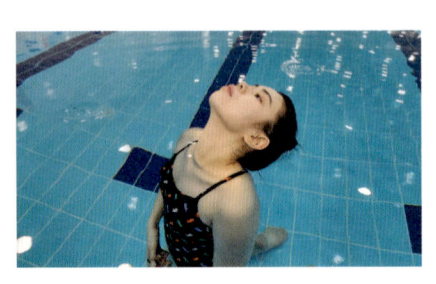 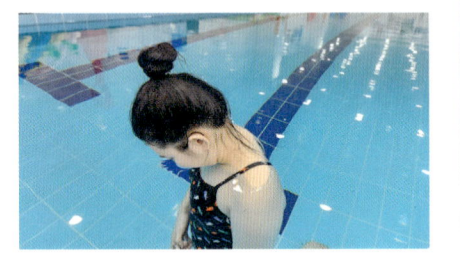

24) 목 측면 굴곡 운동

- 천천히 옆쪽으로 귀가 어깨에 닿는다는 느낌으로 번갈아 실시한다.

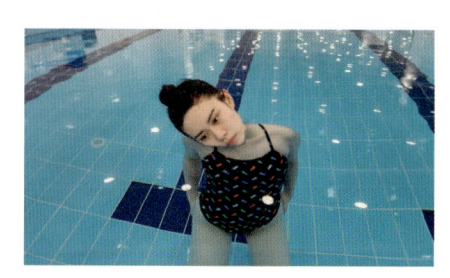 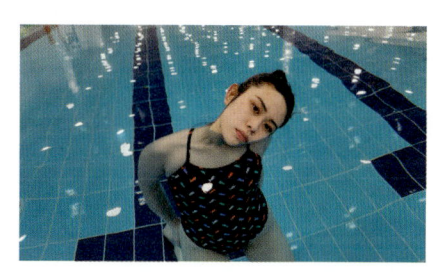

※ 류마티스성 관절염을 가진 환자는 굴곡운동이나 신장운동 그리고 회전운동을 하기에 불안정한 상태로 가급적 금지 한다. 이러한 불안전한 경추 1번과 경추 2번은 가끔 인대의 이상으로 인한 구조적 변화가 생길 수 있다. 따라서 이러한 환자는 목 운동을 실시하기 전 목 운동의 가동범위를 의사와 상의하고 실시한다.

25) 골반 밀어내기

- 수영장 벽에 기대어 서서 무릎이 발끝을 넘어가지 않게 선다.
- 치골을 들어올려 배꼽 방향으로 민다.

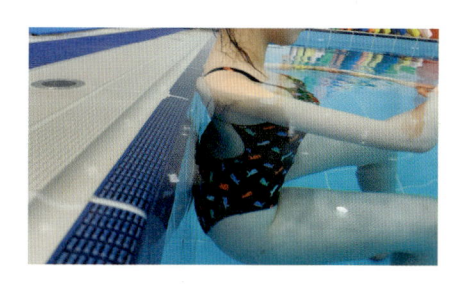 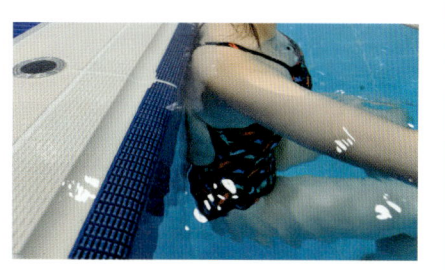

26) 저항기구를 이용한 코어 강화 운동

- 가슴 넓이만큼 다리를 벌리고 선다.
- 저항성 기구를 팔로 잡고 가슴 높이로 든다.
- 천천히 자연스럽게 회전한다.

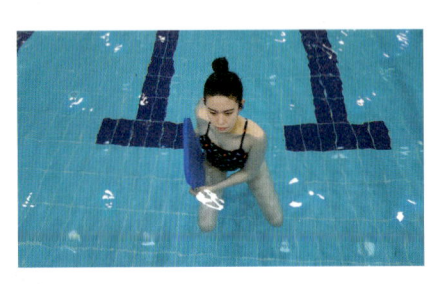
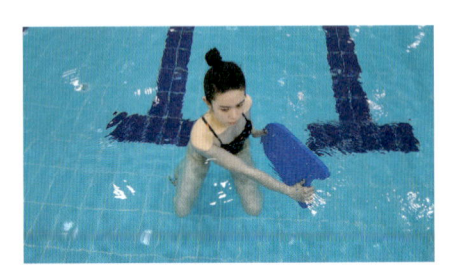

27) 무릎 가슴 쪽으로

- 수중누들 혹은 수중벨트를 이용하여 물에 뜰 수 있도록 몸에 장치하고 눕는다(발목에도 부력도구).
- 천천히 엉덩이와 무릎을 가슴 쪽으로 당겨주고 밀어준다(수영장 코너에서 실시 또는 수중운동 지도사 동반).

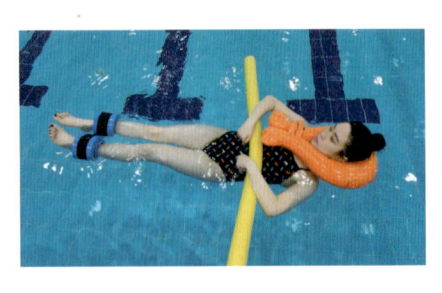
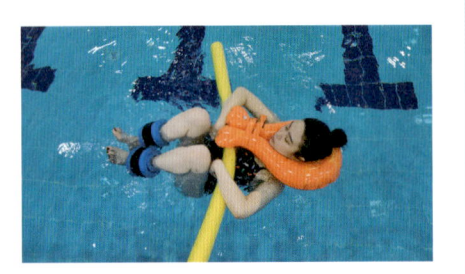

28) 용구를 이용한 허리 강화 운동

- 부력기구를 이용하여 수면에 누워 발목에 부력도구를 착용하고 다리를 아래로 힘있게 눌러준다.
- 대상자의 상태에 따라서 강도 조절을 위해 횟수를 조정한다.

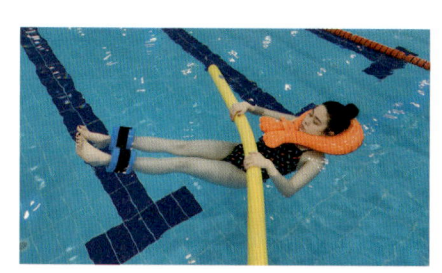 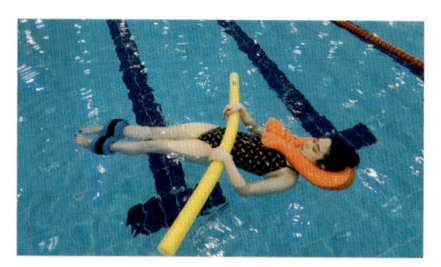

제6절 수중운동 응용

※ 이 프로그램은 초보자도 혼자서 쉽게 할 수 있는 프로그램 구성이다.
※ 다양한 운동 목적에 따라서 프로그램을 구성하여 수중운동을 실시 할 수 있다.
※ 운동 대상자의 개인차를 고려하여 운동 강도를 횟수와 속도로 조절할 수 있다.

1. 앞으로 걷기 뒤로 걷기

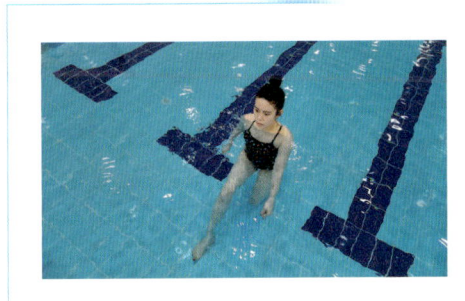 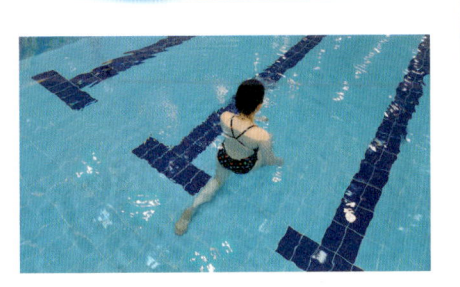

2. 어깨 돌리며 앞으로 걷기 뒤로 걷기

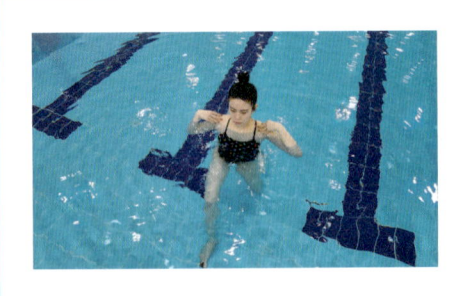 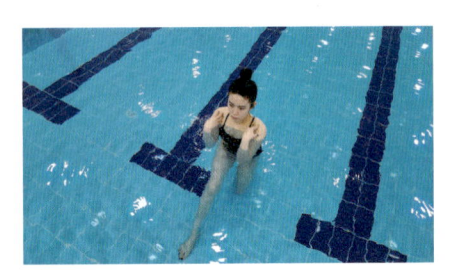

3. 손을 양팔을 벌려 손바닥을 앞으로 모으고 뒤로 모으기

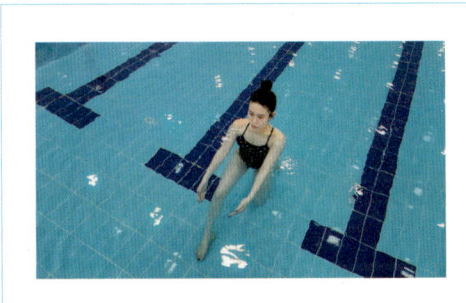 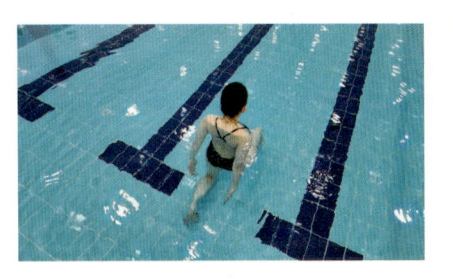

4. 손깍지 끼고 무릎 90도 올려 한 무릎씩 교차하여 터치하기(천천히 > 빨리)

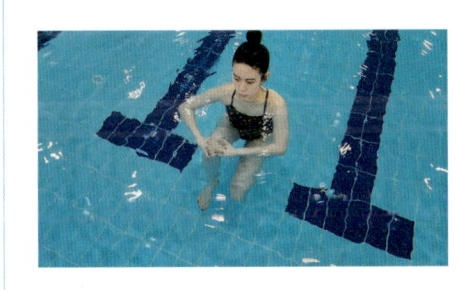 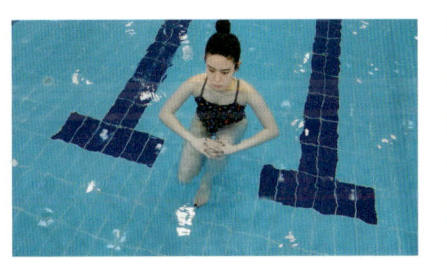

5. 양 무릎 터치

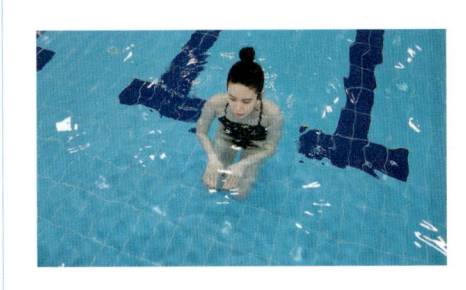 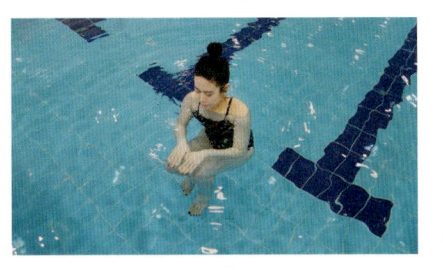

6. 달리기

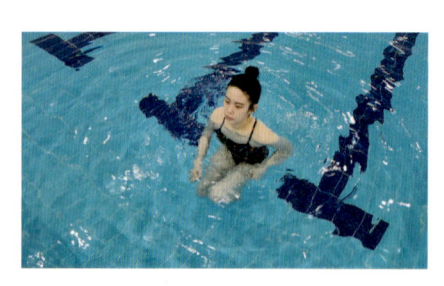 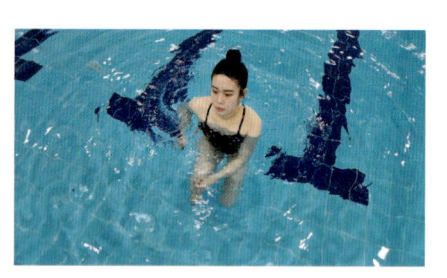

7. 제기 차듯이 한쪽 다리와 반대편 손바닥을 교차하여 터치하기

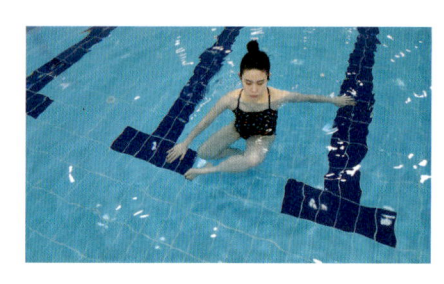 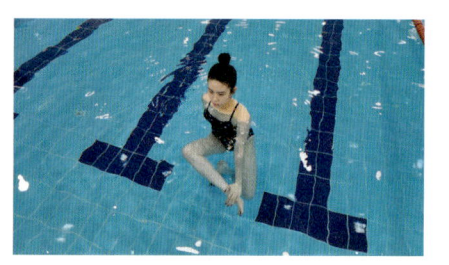

8. 양쪽 다리 들어 올리며 양손 터치하기

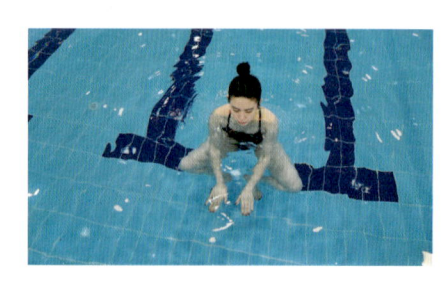 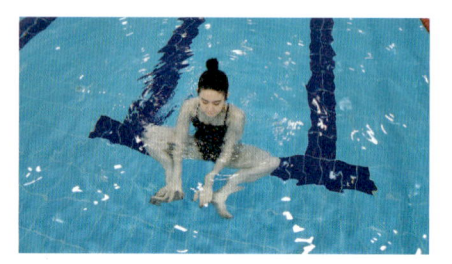

9. 엉덩이 뒤로 한다리 씩 교차하며 다리 말아 올리기

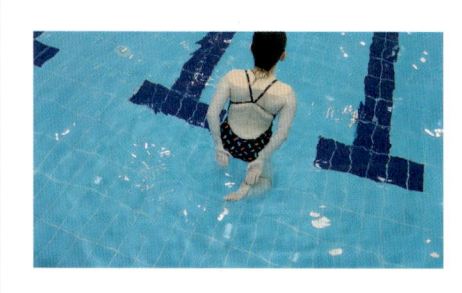 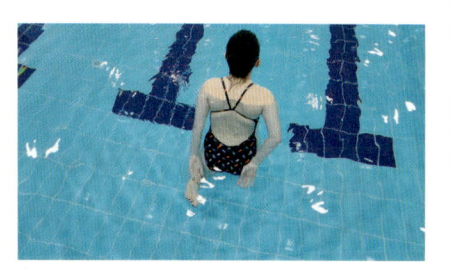

10. 양쪽 다리 올리기(엉덩이 뒤로)

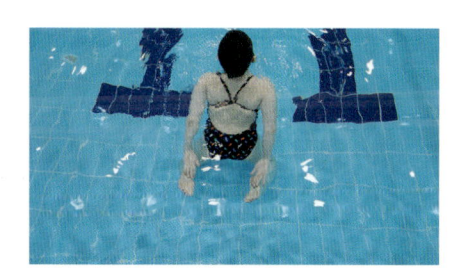 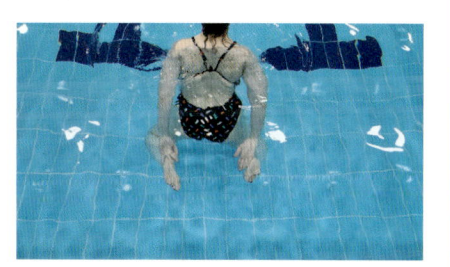

11. 팔 다리 함께 벌렸다 모으기(반복)

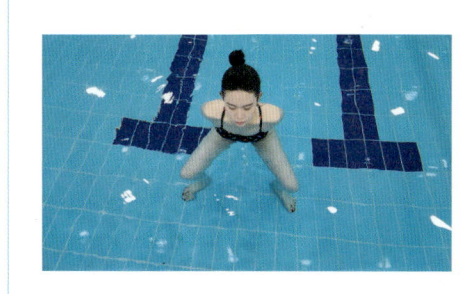 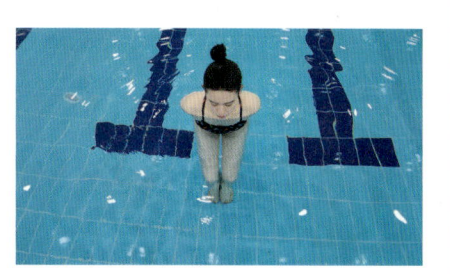

12. 앞으로 뒤로 다리 뻗기

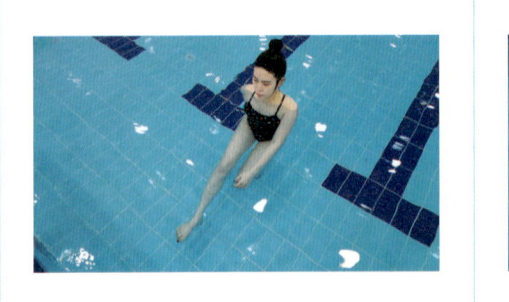 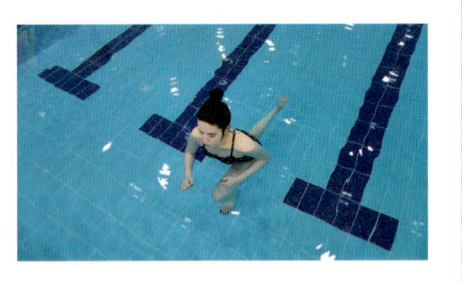

13. 목 돌리기

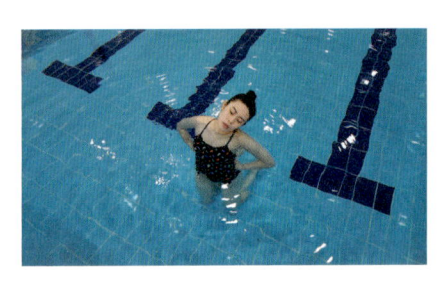 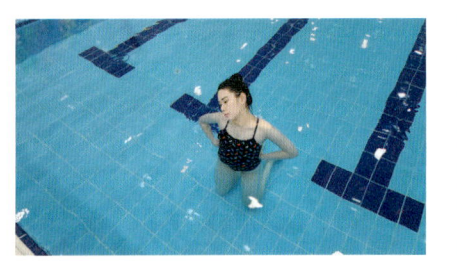

14. 앞뒤로 걸으며 어깨 돌리기

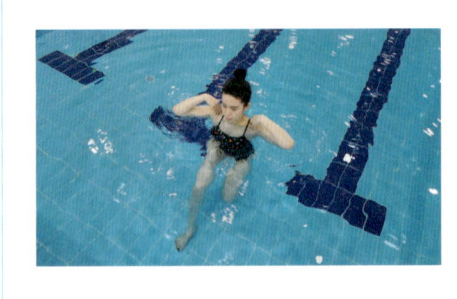 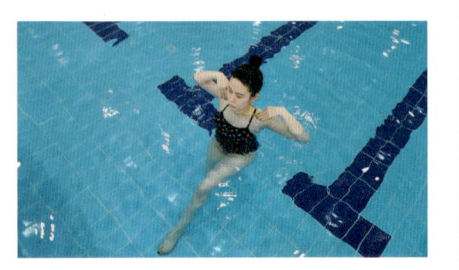

15. 제자리에서 팔 위로 뻗어서 옆으로 내리기

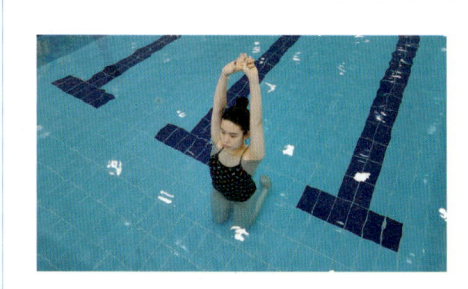 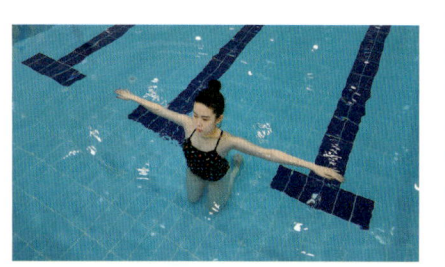

참고문헌

- 백년운동(정선근. 2019. 도서출판 아티잔)
- 생활스포츠지도사 2급 필기(유동균, 윤동현. 2023. 일타클래스교육그룹)
- 스파르타 스포츠지도사 보디빌딩 실기및구술(유동균. 2025. ㈜박문각)
- 스포츠의학 특강(이윤관, 김복현. 2015. 대경북스)
- 수상안전 생존수영(유동균, 김동욱, 정수봉. 2022. 오스틴북스)
- 수상스포츠와 수중운동요법(김원중, 윤용진, 황명훈. 2004. 도서출판 홍경)
- 수중운동(Martha White. 2002. 도서출판 대한미디어)
- 인명구조와 재난응급구조(강경순, 김 범. 2023. 퍼시픽북스)

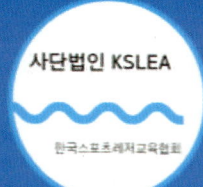

사단법인 한국스포츠레저교육협회
KOREA SPORTS LEISURE EDUCATION ASSOCIATION

협회 소개

사단법인 한국스포츠레저교육협회는 대학, 스포츠센터, 해외리조트, 다이빙팀과 플랫폼을 구축하고 있습니다. 또한 매년 평택호 물빛축제 해양스포츠 체험교실을 운영하며 다양한 스포츠레저 행사를 진행합니다.

자격 과정

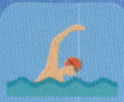 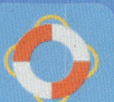 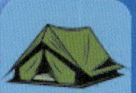 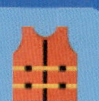 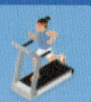 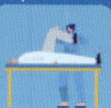 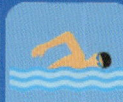 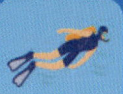 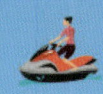

수중재활운동 자격과정 | 수상안전지도사 자격과정 | 캠핑안전지도사 자격과정 | 생존수영지도사 자격과정 | 헬스케어지도사 자격과정 | 스포츠재활 자격과정 | 수영지도사 자격과정 | 스쿠버다이빙 자격과정 | 수상레저지도자 자격과정

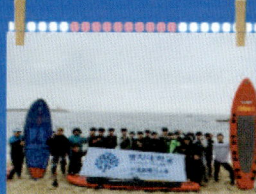 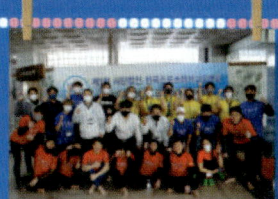 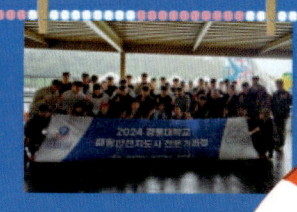

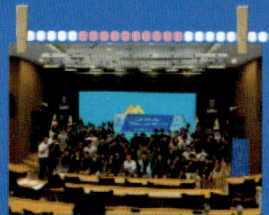 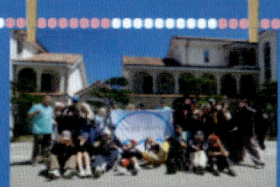

사단법인 한국스포츠레저교육협회
협회 사무실 : 서울시 노원구 상계로 5길 32, B1 금호스포츠센터 내 협회사무실
협회 사무국 : 서울시 서대문구 거북골로34 명지대학교 미래관 3403-2호 스포츠레저교육 연구실
담당자 전화 : 010-9447-9208
인스타그램 : kslea_official

스포츠재활 수중재활운동

2025년 5월 20일 초판 발행

저　　　자	유동균 외 공저
발 행 인	김은영
발 행 처	오스틴북스
주　　　소	경기도 고양시 일산동구 백석동 1351번지
전　　　화	070)4123-5716
팩　　　스	031)902-5716
등록번호	제396-2010-000009호
e - m a i l	ssung7805@hanmail.net
홈페이지	www.austinbooks.co.kr
I S B N	979-11-93806-89-0 (13690)
정　　　가	19,000원

* 이 책은 저작권법에 따라 보호받는 저작물이므로 무단 전재와 무단복제를 금합니다.
* 파본이나 잘못된 책은 교환해 드립니다.
※ 저자와의 협의에 따라 인지 첩부를 생략함.